血流がすべて整う食べ方

Harmonizing Blood Flow Through Diet

漢方薬剤師
堀江昭佳
Akiyoshi Horie

サンマーク出版

はじめに

血流は、人生を支える力です。

だから、一人でも多くの方に血流を増やしてほしい。

「血流たっぷり」にしてほしい。

これまで五万件を超える漢方相談をお受けする中で、ひたすら血流を見つめてきたぼくが、心から願っていることです。

「血流を増やして、心と体のすべての悩みを解決する方法」を伝えたいと思って、そのことを初めての本に心を込めて書きました。

おかげさまで本を読まれた方からは、

「血流が足りないなんて思ってもみなくて衝撃を受けました」

「生活習慣を変えただけで、肩こりや腰痛といった不調がなくなりました」
「ずっと悩んでいた生理痛や冷え症がなくなって、びっくりしました」
「読んで一か月実践しただけで、朝の目覚めがよくなり、明るく一日を始められています」

など、たくさんの喜びの声をいただきます。

そういう方がいらっしゃる一方で、「血流たっぷり」にチャレンジしてみたものの途中で断念してしまいそうな方、やる気はあるけれどなかなか始められない方、もしかしたら、すでに本の内容を実践してみたけれど、うまくできなかったという方もいらっしゃるかもしれません。

でも、安心してください。

血流たっぷりにする気持ちはあるけれど、まだできていない方のために、そして、よりみなさんに取り組んでもらいやすくするために、本書では血流について、たった一つのことにしぼり込んで書きました。

それは、「食べること」についてです。

なぜなら、食べることこそ血流の本質にほかならないからです。

誤解を恐れずにいえば、**「食べること」が上手にできさえすれば、血流の問題は解決したも同然なのです。**

では、ただ体によいもの、血流を増やすものをたくさん食べればいいのかというと、それは違います。


これを食べれば病気が治る。

がんにならないように……。

妊娠しやすいように……。


こんなふうに知識や理屈だけで食べたいと思ってもいないものを食べて、体が本当に欲しがっているものを無視してしまう。「体によい」という情報や知識だけで判断して食べることは、必ずしもよい結果を招くわけではありません。

「食べること」をあなたは、一日に何回していますか？

多くの方は朝昼夕の三食、加えて十五時のおやつ。他にも、友人とのカフェタイムや夜食などもあるかもしれません。その際、コーヒーやお茶、あるいはお酒を飲むこともあるでしょう。

その一口、一口で体に取り入れたものによってぼくらの体はつくられています。もっというと、ぼくたちの体、そしてぼくたちの体を支える大事な血流は、ぼくたちが食べたり飲んだりしたものでしかつくることができません。

「食べること」と書くと、好きなものを禁止することだったり、食事を無理にがまんすることだったり、あるいは何か難しいことを実践することだ、と思うひともいるかもしれません。

でも、大丈夫です。

「食べること」は決して難しいことではなく、とてもシンプルなことです。

そして何より大切なことですが、**「食べること」について、長く自分の欲求を抑えつけたり、無理にがまんしたり、禁止したりする方法は、絶対にうまくいきません。**

食べることは人間が生きていくための本能的欲求そのものです。ダイエットに失敗したり、食事療法に挑戦してもうまくいかなかったりした経験をもつ方は多いのですが、失敗したのは食べたいものを食べたいという気持ちを、本能を無視して抑え込みつづけたから。あなたの忍耐力がなかったわけではありません。

これまで多くのカウンセリングを通じて、ぼくはそのことを深く学んできました。


あなたは自分の好きなケーキを食べているときや、好きなお酒を飲んでいるとき、罪悪感を抱きながらそれらを口にしていませんか？

「正しい」や「体によい」「太らない」だけを目安にして食べる必要はありません。正しいか誤りか、体によいか悪いか、太るか太らないかだけを判断基準にすると、食べることにいつしか罪悪感をもってしまうようになります。

でも、**食べることに対して罪の意識をもたなくても大丈夫。**

お肉やお魚はもちろん、野菜や果物も、あらゆる食べ物は、もともと命あるもの。せっかくぼくらのために食材になってくれた命です。おいしいなぁと感じながら、「いただきます」という気持ちで感謝を込めて食べてほしいのです。

ケーキだってお酒だって、決して悪者ではありません。


病気を治したいのに、生活習慣が変えられない。

不妊を解決したいのに、本当に赤ちゃんが欲しいのかわからなくなってきた。

家族や大切なひととの関係をよくしたいのに、なぜか逆のことばかりをしてしまう。


たくさんの相談を受けていると、こんなひとに多く出会います。

よくよくうかがうと、ほとんどのひとで血流が足りていません。

そして、彼女たちは、人間の基本である食べるということについてですら、自分でどうしたいかわからなくなってしまっています。

食事をするときに、

「これは体にいいか、悪いか」

「がまんしたほうがいいけど、食べたい」

と、常に善悪を考えてしまうひとまでいます。

漢方でいう「血」とは、血液のことだけをさすのではなく、栄養やホルモンなどをも含む概念です。だから、血が足りていないというのは、同時に栄養やホルモンも足りず、血の質が悪くなっているということ。そして、そもそも血が足りていないために、血の流れである血流も悪くなってしまっているということです。

でも、大丈夫です。

この血の質、量、流れのすべては、食べたものに左右されています。つまり、食を見直していけば、いくらでも血流は改善できるということなのですから。

毎日、何気なくしている「食べること」ですが、日々の自分の命をつないでいく行為そのものです。

血流を質も量もきれいにたっぷりに整え、そして幸せに生きていくために何を食べるか、どのように食べるかを知っていただきたい。

こんな思いから、本書が生まれました。

ただ頭でっかちな知識に振り回されるのではなく、心や体の声に耳をすませて、食事をいただく。

日々のごはんをおいしく食べる。

これを繰り返していくことで、あなたの直感力や判断力が高まっていきます。すると欲求を抑えつけることなく「食べること」が自然と上手に、誰にでもできるようになっていきます。

食べることは、生きる本能そのものです。

その結果、血流が整い体の不調や心の悩みが解決され、本当に自分の望んでいる人生を実現できるようになるのです。

ぼくは、縁結びの神様である出雲大社のおひざ元で生まれ育ちました。この本を通じてあなたと出会えたことも、人生のとても貴重なご縁だと感じています。

そんな大切なご縁をいただいたあなたが、食を通じて心や体の悩みを解決し、さらには自分らしい、あなたの望む人生を手に入れてくださることを心から願っています。

血流がすべて整う食べ方　目次

はじめに……1

第一章
血流が整えば、心も体もうまくいく

食事を変えれば血流が変わり、血流が変われば心身も変わる……16
動物は「食べること」から進化した……22
血流が、心と体の悩みを解決する……26
血流悪化、最大の原因は胃腸にあった……31
血流が汚れる「痰湿体質」で「汚デブ」になる！……34

恐怖の「汚デブ菌フリーフォール」とは？………38
血流の源、胃腸が汚れると万病が引き起こされる………43
血流の質も量も胃腸が左右する………46

第二章

胃腸を掃除して血流を整える「一週間夕食断食」

まずは、胃腸の大掃除を終わらせる………52
胃腸をきれいにするお手軽な方法が「一週間夕食断食」………55
たった一週間の夕食断食でこんなに変わる………60
やっぱり食べすぎこそ、血流悪化の原因だった………62
がんばっているひとほど、食べることがやめられない………66
「一週間夕食断食」を成功させるたった二つのポイント………71
もし、トラブルが起きたらこう乗り越えよう………73
生理終わりは夕食断食の大チャンス！………79

やせているひとほど夕食断食に挑戦しなさい………84
夕食断食のあとこそが、胃腸を劇的に変えるチャンスだ………88

第三章

血流を整える「食べたら出す」仕組み

食物繊維をあなどるな!………94
うんちが沈めば健康も沈没する………98
食物繊維で「汚デブ成分」が減る!………101
がまんせずに食物繊維で健康を手に入れる………104
血流の汚れやアレルギーは、食物繊維が解決する………110
カイロサンドイッチで、便秘や婦人科系のトラブル解消!………114
食べたら出すという、あたりまえを取り戻す………119

第四章

血流を整え汚染を防ぐ食材と食べ方

血流をたっぷりきれいにするのは食事の力……124
キッチンには「七味唐辛子」という隠れた漢方薬があった……126
玄米と雑穀で、心も体も整える……130
お酒だってやめずに楽しんで大丈夫！……135
人間の幸せプログラムは、だしで発動する……141
日本人だけが消化できる海藻の力で血流を浄化する……147
冷え症に生のショウガは逆効果！……151
血流のためには、甘いものは食後に食べなさい……156

第五章

血流は四季のめぐりと恵みで整える

季節ごとの流れに乗るようにすると、心身が整う ……… 166
春はデトックスの一大チャンス！ ……… 169
冷え症は夏に治しなさい ……… 175
秋は心も体も乾燥する ……… 182
生命力を高めるチャンスは冬にあり ……… 188
季節の変わり目が気と血の流れの鍵だった ……… 192

第六章

食べることとは、生きることである

食べることは、「自分のための一歩」を踏み出すこと ……… 198

本当に食べたいものを食べれば、罪悪感はなくなる……202
いやなことをやめて、食べたいものを食べなさい……206
心は体とともにある……209
食べ方を変えると、血流も、心も体もすべて変わる……213

おわりに……217

主要参考文献……222

装　丁／藤塚尚子（デジカル）
ＤＴＰ／山中　央
編集協力／株式会社ぷれす
編　集／黒川可奈子（サンマーク出版）

第一章

血流が整えば、心も体もうまくいく

食事を変えれば血流が変わり、血流が変われば心身も変わる

「やせたいのに、食べちゃうんです」

そう言ってYさんは泣き崩れました。

体重七七kg、体脂肪率五〇%の彼女は、ずっとやせたいという思いをもちながら、やせることができませんでした。ダイエットに挑戦すると宣言しても、どうしても食べてしまうのです。

本当はやせたい。でも、イライラして食べてしまう。

かわいい服も着たいし、かわいい女性でありたい。

でも、やせられない……。

歴代の彼氏からは「包容力がある感じがする」「太っているほうが魅力的」「コロコロしていてかわいい」とばかり言われていたそうです。

だから、自分で「太っていてもわたしは、かわいい」と思おうとしていました。

でも、本当は、Yさんは心の奥底で叫んでいたのです。

「そんなことあるわけないでしょ!!」って。

自分の体型が自分で魅力的だとは思っていないのに、太っているのが魅力だと思おうとしていただけ。そして、ダイエットに失敗するたびに、食べてしまうたびに、自分で「太っていてもかわいい」と言い訳をしていたのです。

自分が嫌いなところを隠すためにそのいやなところを正当化するのは、自分を認めているのとはまったく違います。それどころか、「太っているわたしはかわいい」と思うたびに、心の奥底で「本当は違う」と自分の本心はささやくのです。

自分に嘘《うそ》をついてしまっている。

そうなると、自分を否定しつづけているのと変わりません。

「太っているのがいやな自分を認めてあげることが、本当のスタートなんだよ」とお伝えしたところで、冒頭のように号泣されたのです。

自分で自分を否定していたことに、彼女が気づいた瞬間でした。

その後、Yさんはどんどんやせていき、一年後にはなんと一二kg減。しかも、食事制限だけで無理にやせたのではありません。食事の内容、食べ方、生活の仕方。一つひとつを見つめて血流を増やし、きれいにすることでダイエットに成功したのです。

妊活中のNさんは、こう言われました。

「食事をするときに、いつもいつも考えてしまいます。これは妊娠によいか悪いか、って。食べたくても妊娠のためにがまんする。好きではないものでも、体にいいからがまんして食べる。ずっとそんなことをして疲れきっている自分に気づきました」

食事の機会は一日に何度もあります。

食事や間食、そのたびに悩んでしまう。考えてしまう。病気にならないように、といつもそればかり考えているようでは、逆に病気に生活が支配されてしまいます。

たくさんのカウンセリングをする中で、少なくない女性が食事の仕方に悩み、振り回されているということに気づきました。

体にいいことをしよう。
やせよう。
スタイルを変えよう。
きれいになろう。

そんなときに、もっとも意識するのは間違いなく食事でしょう。

世の中にはダイエットや食事についての本やテレビ番組、雑誌の特集などがあふれています。インターネットでも「一か月でマイナス五kg」「八kgやせる効果的なダイエット法」「これを食べれば病気がよくなる」といった魅力的な言葉が躍ります。

そして、食べることへの誘惑は一日三食だけにとどまりません。その間のお茶や間食、さらにはお酒の席といった際にも誘惑は顔をのぞかせます。

実は、ぼくたちは頻繁に自分の意志が試されることになっているのです。

晩ごはんは控えめにしよう。
甘いものはやめよう。

間食はしない。

そんなふうに決めることはありませんか？
それは、自分自身との約束です。
では、自分との約束は、きちんと守れていますか？
意識しないうちに、約束を破ってしまっているというひとも多いでしょう。

「でも、しょうがないもん」
「食べたいんだもん」
「明日からすればいいもん」

そう言って自分の行動を正当化してしまう。でも、本当はそうは思えていません。
心の奥底では食べたことに対する罪悪感を抱えてしまっている。
せっかくおいしいものを食べても、素直に喜べずに罪悪感を抱く。
楽しいお酒の席だったはずなのに、終わってみたら後悔している……。

この「食べることへの罪悪感」こそが、諸悪の根源です。あなたに自信を失わせ、あなたの自己肯定感を失墜させてしまう。

自信を失っていくにつれ、そのひとの輝きまでも失われてしまいます。

自信を失うと、人間関係や仕事にも影響が出はじめます。ちょっとした一言を否定的に受け取ったり、ささいなことでイライラしたりしてしまう。あらゆることがうまく回らなくなってしまうのです。

ぼくはそのことが残念でなりません。せっかくのあなたの魅力も、可能性も、日々の罪悪感の積み重ねが台無しにしてしまっているからです。

断言します。

食べることへの罪悪感をなくせば、あなたの毎日はもっと楽しくなります。自分への自信を取り戻すことができます。

食べ物は胃腸で消化吸収されますが、まさに胃腸は血流の源です。

食べ方や胃腸の状態が血流の状態を左右し、血流が体調や心の状態を左右しているのです。

「食」と「血流」と「心と体」。本書では、その密接につながった深い関係をひもとき、あなたがすこやかで美しくいられる方法を「食べること」から解き明かしていきます。

食事のルールで自分を縛るのではなくて、食べる喜びを味わいながら、おいしく食べる習慣に変えていきましょう。

動物は「食べること」から進化した

「食べること」って、一日の中でとても大きな割合を占めていませんか？

食事の時間そのものはもちろんですが、それ以外でも、「お昼は何にしようかな」「今度のデートは、あのレストランに行こう」「お菓子つまもうかなぁ、でも太るなぁ」など、「食」にまつわることを考えている時間もたくさんあります。

友人と会うにしてもお茶や食事をしながらということが多く、旅行でも、地元の特産品や名物を食べることは欠かせません。テレビや雑誌のグルメ特集も人気。ミシュランガイドで星を獲得したレストランの数も世界で一番多いのは日本ですから、ぼくたち日本人はとくに食いしん坊な民族なのでしょう。

いつも食べることばっかり考えていていやだなぁなんて思うひともいるかもしれませんが、大丈夫。**動物の進化の流れから考察すると、「食べること」をついつい考えてしまうのは、実はとても自然なことなのです。**

もともと、動物は「食べること」から始まりました。

人間は哺乳類ですが、爬虫類《はちゅうるい》、両生類、魚類……と進化をさかのぼっていくと、腔腸動物《こうちょうどうぶつ》にいきあたります。腔腸動物というのは、クラゲやイソギンチャクなどをさす名前で、もっとも古い動物の一つです。内臓は腸しかありません。腸こそ動物が一番初めにもった臓器なのです。

腔腸動物は、ある意味、生きることをもっとも単純に表した生物ともいえます。イソギンチャクをみるとわかりますが、触手がエサをつかまえて口に運び、エサは腸で消化吸収されます。

「食べる」。

生きるために必要な「食べる」という行為に特化しているのです。食べたものを消化吸収する腸こそが、動物の原点であるといわれる由縁です。食べたものをもっと消化吸収しやすいように、腸だけだったものが胃や小腸、大腸に分かれていき、膵臓《すいぞう》や肝臓といった内臓ができるように進化していきます。

これは、人間の胎児の成長過程をみてもよくわかります。

さらにエサを取るために触手を伸ばしたり、腸を動かしたりするために、腔腸動物ではもう一つ、それまでになかった画期的な新しい細胞が生まれます。

それが、神経細胞（ニューロン）です。

腔腸動物は細胞の集まりですが、腸や触手を形成する細胞がてんでバラバラに動いたのでは、一つの生物として成り立ちません。エサを食べないといけないのに触手が運んでくれなくては飢え死にしてしまいますし、満腹なのに際限なく触手がエサを運んできては、腸がパンクしてしまいます。

たくさんの細胞に連合して一緒に共同作業をしてもらわないといけないので、細胞の間の連絡をするために神経細胞が生まれました。

神経細胞は、情報を処理したり、とくに人間の場合には感情やコミュニケーションをつかさどったりするうえで欠かすことができません。脳は、この神経細胞の集まりです。

「食べる」という生きるうえでの根っことなる活動のために、神経細胞は腔腸動物においてて最初に出現し、それがだんだんと進化していって脳になっていきます。脳をもたない生物は地球上にたくさんいますが、腸こそが脳の原型なのです。

動物が生きていくためには、食べることは必要不可欠です。食べていくために動物は進化してきたといっても過言ではないのです。

食べていくために、最初の内臓である腸が生まれ、よりスムーズに食べるために神経細胞が生まれ、やがて脳へと進化しました。

そう考えると、ぼくら人間が毎日「食べること」に多くの時間を費やしたり、「食べること」を考えている時間が多かったりすることも、当然といえるでしょう。

そして、この食べたものは腸で消化吸収されたあと、どこへ行くと思いますか？

そう。

血流に行くのです。

腸で消化吸収した栄養素を全身に届けて全身の細胞を支える役目こそが、血流の原点です。生命を維持する血流の源は、腸であり食べることなのです。

血流が、心と体の悩みを解決する

血流が大切だということは、今や常識となっています。一方で、自分の血流が悪いと認識しているひとも、非常に多いでしょう。

マッサージやエステ、整体などに行ったときの、

「血流が悪くなってますね」

「そうなのよ〜」

というやり取りは、まるで定型文のようです。

肩こり、腰痛、頭痛、ストレス、不眠、イライラ、生理痛、不妊症、冷え症、血圧の問題、さらにはダイエットやアンチエイジングまで……。

ありとあらゆる悩みに血流はかかわっていて、血流悪化は万病のもとといっても差し支えないほどです。逆に、血流がよくなるとさまざまな悩みが連鎖的に解決していくのが、血流改善の大きな魅力でもあります。

もしも血流が届かなければ、体のあらゆる器官はあっという間に死に向かっていきます。もっとも血流に依存している脳では、血流が途絶えると、たった十秒ほどで意識が消え、二十秒で活動が停止し、五分もすれば死が確実になってしまうほどです。

なぜ血流は、人体にそれだけ大きな影響力をもつのでしょう。

それは、生命が海から進化したからにほかなりません。

かつて四十億年前に最初の生命が誕生したとき、たった一個の細胞だった生命は、すべてを海に依存していました。酸素や栄養など必要なものを海から取り入れ、不要な老廃物を海へと出す。その基本は、人間が数十兆個ともいわれる細胞の集まりになった今もまったく変わりません。

一個の細胞だけでできた単細胞生物から、複数の細胞が集まった多細胞生物へと進化していく過程で、生物は海水を取り込みそれが体液となり、さらに体液が進化していったのが血液の始まり。

そのため「内なる海」として、血液は海と同じような働きをしています。

- 水分を保つ
- 酸素や栄養を届ける
- 二酸化炭素や老廃物を回収する
- 体の温かさを保つ
- 免疫力によって体を守る

血液は全身を流れる血流となって、これら五つの働きを海に代わって行っているのです。

しかし残念なことに、血流がうまく機能せず不調を訴えるひとが増えています。

水分のバランスが崩れ「むくむ」。

代謝が悪くなることで「太る」。

老廃物がたまって「だるい」。

熱が足りずに「冷える」。

免疫力が下がって「病気になる」。

あなたもこういった悩みを抱えていませんか？　その原因は、まさに根本的な血流力の低下にあります。そして、これらの不調はお互いに増幅しあって、あなたの健康をジワジワとむしばんでしまうのです。


ぼくは婦人科系専門の漢方薬剤師として、これまでに五万件を超える相談を薬局全体で受けてきました。相談に来られたほとんどの女性が、血が足りない「血虚」という体質に当てはまります。

漢方では、女性でもっとも大切なのは「血」であると考えます。漢方でいう血とは、血液のみをさすのではありません。血液中の栄養やホルモンなどをも含む概念です。

そしてこの血流の不足は、冷え症、生理痛、生理不順、子宮筋腫、子宮内膜症、不妊症、更年期トラブルといった女性の病気にとくに大きく影響しています。

また、血流不足による不調は体だけにとどまりません。

脳内の血流が減ることによって脳の働きが低下するうえ、精神を安定させて幸福感をもたらす幸せホルモン「セロトニン」、向上心やモチベーションを高めてくれるわくわくホルモン「ドーパミン」、物事への意欲の源となるやる気ホルモン「ノルアドレナリン」といった脳内の神経伝達物質も減るため、心の不調も招いてしまいます。

いつもどこかもの足りず満たされないのも、一生懸命がんばろうとしているのに途中で投げ出してしまうのも、怒りたくないのにひとを怒ってしまうのも、小さなことで落ち込んで自分を責めてしまうのも、無理もありません。


たくさんの方からの相談をお受けしていて、いつも思います。

もったいないなぁ、と。

本来、人間の体は健康です。自ら治し、癒《いや》す力をもっています。

心だって同じです。本来自ら満ち足りて、幸福に包まれるものなのです。


これまでに行ってきた健康のための食事法、美容のためのノウハウ、自分の幸せのために積み重ねた努力がうまくいかなかったとしても、自分を責めないでください。方法はきっと間違っていません。

ただ、もっとも基本となる血流の不足を見落としてしまっていただけなのです。

だからこそ、血流を増やしましょう。

今たくさんの不調があるならば、あなたは可能性の塊です。いくらでもよくなることができるのですから。今は、本来の自分の力を発揮できずにいるだけなのです。

血流たっぷりにして、心身の悩みを解決するのはもちろん、自分の可能性を最大限に引き出していきましょう。

血流悪化、最大の原因は胃腸にあった

漢方相談をしていると、ほとんどの女性の血流が悪くなっていることに気づきます。生理痛、冷え症、肩こり、不妊症、うつ……さまざまな症状や病気の根っこに血流悪化があります。

そしてその原因のほとんどは、「血液ドロドロ」ではなく「血流不足」です。血流が悪いというと、「ドロドロ血液」を思い浮かべる方が多いかと思いますが、女性の場合、やみくもに「サラサラ血液」をめざしても血流はよくならないことがほとんどです。

女性はそもそも血流が足りていない方が多く、足りない血流をサラサラにして無理に全身にめぐらせても、問題解決にはつながらないのです。

非常に残念なのですが、血流不足のひとは血流たっぷりに変身しないかぎり、血流はよくなりません。たとえ血液サラサラにするためのサプリや健康法を試しても、無駄になってしまうのです。

血流たっぷりにするために、もっとも重要な鍵《かぎ》を握っているのは胃腸です。

漢方では、胃腸を「気血生化《きけつせいか》の源《げん》」と呼びます。これは、体を動かすエネルギーである「気」も「血」も、どちらもが胃腸でつくられることを意味しています。その胃腸を元気にしないことには、血流がつくられないのです。

たしかに現代の医学では、血液は骨にある骨髄でつくられるとされていますが、血液の原料となるタンパク質や鉄などは、胃腸で消化吸収された食べ物からしか取り込めません。さらにおもしろいことに、全身の骨で血液がつくられているというわけではありません。成人では手足の骨では血液はつくられず、血球の半分以上は骨盤にある、その名も「腸骨」でつくられています。

血をつくる源である胃腸を元気にすることこそが、血流たっぷりにつながります。胃腸を制するものが血流を制すといっても過言ではないのです。

食欲がない、胃腸が弱いという自覚があるひとは、思い当たるところがあるでしょう。逆に、いつも食欲があって、ダイエットを考えているようなひとは、自分の胃腸が弱いということにピンと来ないかもしれません。

実は、その考え方は大変危険。食欲がある場合でも、胃腸が弱っていることも多いのです。いいえ、ついつい食べすぎてしまうという方ほど、胃腸に問題を抱えています。

とくに仕事の合間にお菓子をつまんでいたり、スイーツの魔力から逃れられなかったり、仕事が終わった途端に食に走ったりしているひとほど、胃腸は間違いなく弱っています。それは、本当の食欲ではなく、ストレスを癒すための食欲だから。

胃腸に消化しきれない食べ物が残っていたり、体が食事を必要としていないのに食べてしまったりすると、胃腸に過剰な負担をかけていることになります。

必要以上に食べてしまうと、胃腸は脳の要求にこたえるために、胃を大きくしたり、胃酸を過剰に分泌したりするなどの対応をします。一見、問題なく消化ができているようにみえても、実際には過負荷となり、胃腸が弱るのです。太っているひとでも血が不足することでさまざまな不調に悩むようになるのも、この弱った胃腸が原因です。

そして、胃腸が食べすぎによって弱ると、非常に悪い体質に変化してしまいます。

血流が汚れる「痰湿体質」で「汚デブ」になる！

漢方では、必要以上に食べすぎ、胃腸の働きが弱ってくると、「痰湿《たんしつ》体質」になると考えます。

痰湿体質とは食べ物のカス、老廃物がヘドロのように胃腸にたまってしまう体質です。痰湿が胃腸にたまっているひとは、非常にやせにくく、水を飲んでも、空気を吸っても太る……そんな悲惨な状態になってしまいます。ダイエットをがんばってもうまくやせることができないひとは、この痰湿体質になっていることが多いのです。

それだけではありません。痰湿はヘドロのようなものと書きましたが、率直にいうと、とても汚いもの。胃腸にとりつき毒素を生み出しつづける存在です。それは、口臭やニキビ、肌荒れ、体臭などとして現れ、胃腸から全身へと汚れを拡散します。

その状態は、不健康に、汚れながら太ってしまう「汚デブ」状態といってもいいかもしれません。

実は、かつてぼく自身がこの「汚デブ」でした。小学生のころから太っていてすでに六〇kgを超えていたのですが、高校一年生のとき、ついに九〇kg超えが目前に迫っていました。

運動嫌い。勉強嫌い。さらにやる気もない……。

本当に、堕落した見事な「汚デブ」でした。食事は人一倍とり、給食のおかわりはあたりまえ、学校から帰ったらスナック菓子を食べながらゲーム。夕食が待てずにラーメンを作り、夜は食後のデザートにアイスクリーム。冷蔵庫に常備されていたのは、コーラ。

よく覚えていますが、肌も汚く、手足の毛穴に脂が詰まるのか黒ずんだポツポツがいっぱいありました。夏には汗をダラダラかき、とどめに股ずれ……。

振り返って書いていると、過去の自分にめまいすら感じます。太って体は大きくなかも出ていたのですが、体力はなく、すぐにだるくなってしまいます。

今になって思うと間違いなく血流も足りなかったのでしょうが、そのうえ痰湿もたまりまくりです……。

その後、一念発起して漢方茶と食事制限を組み合わせてダイエットをしたことで、二〇kgの減量に成功し、汚かった肌や太った体ともさよならしています。

あれから二十年以上たちますが、今でも身長一八〇cm、体重七四kgで、一時的に少し太ってもすぐに戻り、理想的な体型を保っています。心身ともに快調ですし、何より、気持ちのだるさや不調がありません。当時はダイエット目的で取り組んだのですが、結果的に体質も激変したのがよくわかります。

もしもあなたが痰湿体質に当てはまったとしても、心配しなくても大丈夫。ぼく自身が子どものころからの体質を変えたように、誰でも体質を改善することができます。


実は、さらに深刻な問題が痰湿にはあります。

それは、痰湿が血の源である胃腸を汚染すること。**川の源流が汚染されると下流の川がすべて汚れてしまうのと同じように、胃腸が汚れると血流全体が汚れてしまうのです。そして、血流の質を決定的に悪化させてしまいます。**

漢方では痰湿がある場合、真っ先に痰湿を取り除きます。「百病は痰湿より生まれる」というような格言があるように、痰湿は血を汚すことで多くの不調や病気を引き起こしてしまうのです。


胃腸を汚染する。ヘドロがたまり血流を汚す。汚れた血流が全身に運ばれる……。

その結果、万病のもとになる。

実は現代の最新医学で、この痰湿とぴったり当てはまるものがあるのです。それが、ここ数年で急速に多くのことが明らかにされてきた腸内細菌、とくに悪玉菌と呼ばれる存在です。

恐怖の「汚デブ菌フリーフォール」とは？

食事を減らしてもやせない。
カロリー計算をしても結果が出ない。
水を飲んでも太るような気がする。
運動しても効果がない。

これらはとても深刻な問題です。ダイエットをせっかくがんばろうとしているのに結果が出ない。かつてダイエットに挑戦していただけによくわかりますが、こんなにつらいことはありません。

そんな場合、あなたの努力が足りなかったわけではありません。実は、あなたの努力が台無しにされていたのです。

腸内の悪玉菌によって……。

悪玉菌にもいろいろいるので、ここでは「汚デブ菌」と呼ぶことにしましょう。この汚デブ菌により、体内で二つの恐ろしいことが起こります。

一つは、太りやすくなってしまうということ。

これまでの栄養学のカロリー計算を崩壊させたともいえる新事実なのですが、同じ食事をしたとしても、腸内細菌の種類によって、体が吸収するカロリーが異なってくるのです。

極端ですが、わかりやすい表現をすると、四〇〇キロカロリーと表示されているケーキを食べたときに、汚デブ菌が体内にいると吸収されるカロリーが四五〇キロカロリーになったり、五〇〇キロカロリーになったりするのです。

一口残そう、小さめのケーキにしよう、といった小さな積み重ねをすべて破壊しかねない、恐るべき事実です。

逆に、やせる腸内細菌をもっているひとは、がまんをしなくても太りません。なぜなら、同じ量を食べても吸収されるカロリーは少なくてすむからです。

そしてもう一つは、太るもの、つまり脂っこいものや砂糖たっぷりのお菓子が食べたくなるということ。

ついついポテトチップスをまるまる一袋あけてしまったり、真夜中のキッチンをさまよっていつのまにかカップラーメンにお湯を注いで完食してしまったりという暴挙は、汚デブ菌が引き起こしていたのです。

「がまんせずに好きなものを食べています」という細身のモデルさんの言葉を聞いたり読んだりしたことがあるでしょう。「絶対に嘘だわ。そんなこと言ってもがまんしてるはず……」と思ったことがあるかもしれませんが、これは事実だったのです。汚デブ菌がいないと、脂っこいものや甘いものをそんなに欲しくなくなるのです。

実際に、ワシントン大学のジェフリー・ゴードン教授らによりマウスを使った実験が行われ、世界でもっとも権威のある科学雑誌の一つ『サイエンス』にも掲載されています。

双子のうち、太っているほうのひとから採取した腸内細菌をマウスに移植したところ、マウスは太りはじめました。そして、やせたほうのひとから採取した腸内細菌をマウスに移植したところ、マウスはやせたままだったのです。食事量や運動量はまったく同じにしたにもかかわらず、この結果が出ました。

汚デブ菌が増えると太るものが食べたくなり、食べたものからのカロリーが過剰に吸収され、どんどん太っていってしまう……。まさに「肥満フリーフォール状態」です。血流も、当然ながら脂まみれになり汚れていってしまいます。

一方で「やせ菌」は、短鎖脂肪酸というやせ薬をつくり出すことがわかってきました。この天然のやせ薬は腸から吸収されると、血流に乗って全身に運ばれます。そして、血流の質がよくなるのです。

肥満とは脂肪細胞が脂肪を蓄え大きくなることで生じます。血液中の栄養分をどんどん吸収することで脂肪細胞は際限なく大きくなっていくのですが、天然のやせ薬が細胞に届くと、脂肪の蓄積がストップするのです。さらに、脂肪を燃やすようになります。

ぼくの薬局でダイエットに取り組んだ方は千人を超え、平均五・六kgの減量を実現されています。これまで漢方の理論に基づいて血流の質と量ともに改善し、痰湿を取り除くダイエット方法をお伝えしてきました。

その具体的な方法はこれからご紹介しますが、一言でいうと、汚デブ菌を減らしやせ菌を増やすということに尽きます。

この方法を実行すると、体重が減るのももちろんですが、食べ物の好みも変わり、脂っこいものや甘いものから、健康的な食事に嗜好《しこう》が変化する方がとても多かったのです。

「仕事中に間食をしなくなりました」

「野菜をおいしく感じて、揚げ物には手が伸びません」

とおっしゃる方がいますが、食の好みが変わるため、無理にがまんを重ねることも少なくなり、結果的に太りにくくなる方が多いのです。

漢方でいう痰湿を取り除く方法が、知らず知らずのうちに腸内細菌を汚デブ菌からやせ菌に変化させていたのでしょう。

血流の源、胃腸が汚れると万病が引き起こされる

漢方には、ひとの体を木にたとえた「生命の木」という考え方があります。

植物の木では根が水や栄養素を吸収し、樹木全体が倒れないように支えていますが、それと同じように「生命の木」では、胃腸を根ととらえています。

水や食べ物を消化吸収し、人間の体を支えているのは、根にあたる胃腸です。胃腸に汚れがたまっている状態の「痰湿体質」は、いってみれば根腐れを起こしているようなものです。

根腐れを起こした植物では、根から菌や不要な物質が入り込み、葉が変色して全体が枯れてしまいます。根が植物全体を名実ともに支えているからです。

それは、人間も同じです。漢方で痰湿を恐れる理由は、そこにあります。

近年、欧米で注目を集めているのが「リーキーガット症候群」です。リーキーとは

「漏れる」、ガットは「腸」で、直訳すると「漏れる腸の病気」という意味です。

「腸が漏れる!?」

そう聞くと非常に恐ろしい感じがしますが、本当に怖いものなのです。

通常、腸内細菌が健康なときには腸の壁をつくる細胞はしっかりと結びついていて、不要なものを通すことはありません。しかし、食事や生活習慣の乱れ、抗生物質の過剰使用などで腸内細菌のバランスが崩れてしまうと、腸壁の粘膜に傷ができて小さな穴があき、そこから本来は血液中に入ることのない未消化の食物や細菌が侵入してしまいます。これが「リーキーガット症候群」の正体です。

しかも、腸は全身の免疫細胞の七〇%が集中する場所でもあるため、「腸が漏れる」ということは、この免疫システム全体も弱ってしまうことになるのです。

このリーキーガット症候群は、提唱されてから長い間、医学の主流では「そんなはずはない」「インチキ医学だ」といわれてきました。しかし、近年の急速な腸内細菌や胃腸の力の解明により、実際に起きているという研究報告が相次いでいるのです。

順天堂大学とヤクルト中央研究所の共同研究では、なんと血液中に生きた細菌が発見されたという発表もされています。この研究では、生きた細菌が検出される割合が一般のひとでは四％であるのに対し、２型糖尿病のひとでは二八％にものぼることがわかっています。つまり、腸内細菌の乱れが糖尿病の原因の一つになっている可能性も示しているということです。

腸が漏れるリーキーガット症候群は、食物アレルギー、自己免疫疾患、過敏性腸症候群、慢性の便秘・下痢、喘息《ぜんそく》、アトピー、自律神経失調症など、現代医療では原因が不明で、治りにくい病気を引き起こしていると考えられています。

こういった病気は昔は少なく、珍しい病気で怪病ともいわれた時代がありました。漢方では、治療の際の指針の一つとして「怪病多痰《かいびょうたたん》」ということがいわれてきました。これは、「原因不明の病」「複雑怪奇な病気」の原因には、痰湿を疑って治しなさいという意味です。

痰湿は血流の源である胃腸を汚すことで、全身の病気を引き起こしています。なぜなら、腸から入った有害な物質は、血流を汚し、そして、汚れた血流が全身をめぐるからです。

全身に張りめぐらされた血管の長さは、すべてをつなぎあわせると一〇万㎞、地球二周半分にもなるといわれています。これは全身の数十兆個ともいわれる細胞一つひとつに酸素や栄養などを届け、老廃物を回収するためです。

ところが、血流の源である胃腸が汚れ、穴があいてしまうと、全身に有害物質を届けてまわることになってしまうのです。

体の健康を維持するための血流が、一転、有害物質の輸送機関になってしまう……。こんな恐ろしいことはありません。

痰湿を取り除いて、腸の漏れは止めないといけません。
血流の源を、万病を引き起こす汚染源にしてはいけないのです。

血流の質も量も胃腸が左右する

ぼくは今では婦人科系専門の漢方薬剤師をしていますが、漢方相談を始めた当初は、婦人科系の悩みだけを解決していたわけではありません。

最初は年配の方が中心で、腰痛、ひざ痛、高血圧、高コレステロールといった相談が多かったのです。そんな年配の方の症状によくみられたのが、便秘。年代的に「毎日出るもの」という意識が強い方が多かったのか、出ないとどうも心も体もすっきりしないという方がたくさんいらっしゃいました。

かといって便秘薬だけに頼ればよいというものでもありません。便秘薬の多くは腸を刺激することで便秘を解消するようにできているので、使っていくうちに腸が刺激に慣れてしまい、薬の量が増えていってしまいます。

そこで、生活習慣を変えたり、漢方や自然食品を活用したりすることで便秘薬だけに頼らないよう工夫をしていました。すると、薬で便秘を解消しようとすると下痢気味になってしまうのが、バナナ状の立派なうんちが出るように変わるのです。

人間おもしろいもので、うんちが朝すっきり出ると、表情が明るくなります。

便秘が改善するということは、腸の働きがよくなり血流もよくなるということ。それが直接的、間接的に、もともとの腰痛やひざ痛、高血圧といった症状の改善につながっていき、心も晴れ晴れとするのです。

一時期、ダイエット相談に熱心に取り組んでいたこともあります。

このときは、それこそお通じは大きなテーマでした。

週に一度のカウンセリングと合わせて、生活習慣を見直し、食事の質や量を変え、漢方や運動で体質改善をしていきます。一日に何度か体重を測ってもらって体重変動のグラフをつくり減量を進めていくのですが、便秘があると体重の減りが少なくなり、非常にやせにくい。また停滞期が早く来たり、長引いたりする傾向もあります。そのため、便秘の解消を非常に重視していました。

婦人科系が専門になってくると、相談内容は体型に左右されることが多くなります。肥満型とやせ型の両方ともが婦人科のトラブルに深くかかわるためです。とくに不妊の場合、非常に重要な要素になります。

そして、肥満の方は便秘気味、やせ体質の方は胃腸が弱かったり、便秘と下痢を繰り返したりということが少なくありませんでした。便秘の解消や胃腸の状態の改善は、婦人科系の悩みの解決と切っても切り離せなかったのです。

相談をお受けする中で、常にぼくは血流の状態をみてきました。それと同時に、常に胃腸にも気を配っていました。

繰り返しになりますが、胃腸は血流の源です。

胃腸の状態をよくしないことには、血流の量を増やすことも、質をよくすることも絶対にうまくいかないからです。


以前、八十三歳になられるMさんから便箋四枚にもわたる手紙が、ぼくの薬局に送られてきたことがあります。

「毎日すっきりと出るようになって、涙が出るほどうれしくて、ありがとうと手を合わせて拝んでいます」

とていねいな字で書かれていました。

薬剤師になりたてのころ、病棟に薬の説明にうかがうと、いつもお通じの状態がどうだったかを一生懸命に語る高齢の患者さんがいらっしゃったことを思い出します。

人間の進化の原点をたどると、腔腸動物にいきあたります。腸の働きというのは生命の根っこに結びつくだけに、ひとの心にも大きな影響を与えるのです。

血流が不足することも、血流の質が悪くなることも、その両方が胃腸の状態に大きく左右されています。

胃腸の状態を整えて、血流をたっぷりきれいに、改善していきましょう！

第二章

胃腸を掃除して血流を整える「一週間夕食断食」

まずは、胃腸の大掃除を終わらせる

胃腸が弱って血がつくれない場合も、胃腸に痰湿《たんしつ》がついて血が汚れる場合も、最初にすることは、ただ一つ。

胃腸の大掃除です。

本来誰しも、すこやかな胃腸をもっています。不調はその胃腸が食べすぎによって疲れたり、汚れたりしてしまっているから出てきているだけ。もともともっている力を発揮できていないだけなのです。

きちんと掃除をして、休ませてあげれば、誰の胃腸でも自らきれいに元気になっていきます。これを胃腸の自然治癒力といってもよいでしょう。

あなたが片づけや掃除をするとき、どうしますか？　いろいろな方法がありますが、ぼくの大好きな本の言葉をお伝えします。

「まずは、『捨てる』を終わらせてください。そして、一気に、短期に、完璧に片づけてください。これを正しい手順で行うのです」

片づけ本の名著中の名著、近藤麻理恵さんの『人生がときめく片づけの魔法』（サンマーク出版）の冒頭にある一節です。

実は、お部屋の片づけも、体の片づけもまったく同じです。

「捨てる」が終わらないことには、片づけなんてできません。

胃腸には「捨てる」仕組みがしっかりと備わっています。その仕組みをしっかりと働かせることが、胃腸の本来の働きを回復させるためには欠かせません。

そして、その仕組みは、「空腹」のときに働くようにできています。

この「捨てる仕組み」で大活躍するのが消化管ホルモンのモチリン。

かわいい名前のモチリンですが、「モチ」は「運動」、「リン」は「刺激する」という意味であることが名前の由来です。胃腸が「捨てる」を終わらせるためには、モチリンが必須《ひっす》です。モチリンがたくさん出てくると、胃腸の掃除が始まるのです。

グーッとおなかが鳴るのが、この掃除開始の合図。

胃が強く収縮するために、中の食べ物のカスや空気、水分が一気に攪拌《かくはん》されて音が出ます。このギューッという収縮が胃から腸へと波のように伝わり、同時に、食べ物のカスがどんどん大腸へと送られていくのです。

胃の強い収縮が十二指腸、小腸へと伝わって小腸の端っこまで届くのにかかる時間がだいたい九十分。その間にものを食べると、胃腸は掃除をやめて消化を始めてしまいます。だから、くれぐれもおなかが鳴ってすぐに食事をしてはいけません。

おなかがグーッと鳴るのは、「おなかがすいたよ～」という声では決してありません。「お掃除してるよ。今は食べないで！」という胃腸からの合図なのです。

体からの声を聞き間違ってはいけません。

このお掃除は、食後数時間たつと始まる「小さなお掃除」。いわば「食後の片づけ」のようなものです。もちろんとても重要なのですが、これとは別に、胃腸の大掃除機能がぼくたちの体には備わっています。この大掃除機能をきちんと使えるかどうかが、「捨てる」を終わらせるために非常に重要なのです。

大掃除機能を使うには、胃腸の掃除人モチリンにたくさん登場してもらわなければなりません。モチリン登場のために欠かせないのが食後約八時間の空腹時間。個人差があり、研究などによっても異なりますが、食事を終えてだいたい八時間たつとモチリンがたくさん出てきて、胃腸の大掃除である「空腹期収縮」が起こります。

しかも空腹期収縮はおよそ九十分ごとに何度も起こります。この収縮によって、胃腸に残っていた食べカスやゴミは一気に捨てられていきます。

この大掃除にもっとも適した時間は夜、就寝中です。

寝ている間にモチリンに大活躍してもらって、胃腸のゴミを捨てていきましょう。

胃腸をきれいにするお手軽な方法が「一週間夕食断食」

大掃除をしたら、捨てるものがいっぱい出ます。

部屋の大掃除で大量のゴミが出るのと同じように、胃腸の大掃除でも大量のゴミが出ます。この大量のゴミが「うんち」になっていきます。

ただ、胃腸の大掃除で出たゴミがすぐにうんちとして体の外に出るわけではありません。口にした食べ物がうんちになるためには、体調や体質、食材によっても異なりますが、最長で約七十二時間という長い時間がかかります。

大腸にいったんためられて、小腸から大掃除で送られてきた分によって押し出されてうんちとして外に出ていくと考えてもらうと、わかりやすいかもしれません。

そのため、夜の胃腸の掃除が行われないと、スムーズにうんちの押し出しができず、便秘気味になったり、すっきりしなかったりということが起きてしまいます。

夜、大掃除が行われるから、朝、ゴミが出せるのです。

朝にうんちをするか、夜にうんちをするか個人差はありますが、体の大掃除の仕組みを考えると、朝出るのが健康の一つのサインともいえます。

漢方では、一日の体内時計を「子午《しご》流注《るちゅう》」といって、二時間ごとの体の働きを明らかにしています。

漢方の考えでは、午前五〜七時が排泄の時間。

昔のひとは、電灯がないため、夜更かしはあまりしませんでした。結果的に、日の出とともに起き、暗くなったら眠るという生活サイクルになります。すると、夕食の時間は遅くても七時くらいまで。冬など日没が早ければ夕方五時くらいにもなるでしょう。すると、朝までの空腹時間が長くなり、胃腸の大掃除がしっかりできます。その結果自然と朝、胃腸の大掃除が終わり、お通じがあったのでしょう。

昔のひとの体への観察眼には、本当に感心させられます。

空腹時間をきちんととって、胃腸の掃除ができるようになった方の体験談には、「便秘が解消した」「朝、すっきりとお通じがあった」というものも多くありました。

食べない時間をつくり胃腸の掃除ができたことで、しっかりと腸が動き、うんちが出るようになったのです。胃、小腸、大腸と続く消化管がしっかりと動いて元気でいてくれないと、いつまでもおなかにゴミがたまった状態になってしまいます。

大腸には百兆個以上ともいわれる腸内細菌が住んでいます。夜の大掃除で出た食べ物のカスは、この腸内細菌のエサになります。

そして、腸内細菌があなたの健康の鍵《かぎ》を握っています。

空腹の時間があって、胃腸が掃除されていると、善玉菌が増えて健康な状態が保たれますが、掃除ができずにいつまでもおなかの中にうんちをため込んだ状態にしてしまうと、悪玉菌が増えてしまうのです。この悪玉菌はうんちを腐敗させ、毒素を発生させます。

この悪玉菌が膨満感や不快感、逆流性食道炎といった不調を招き、はては大腸がんなどの怖い病気を引き起こしてしまいます。

それだけではありません。第一章で述べた「汚デブ菌」が増えて肥満体質を招き、心の状態まで悪くしてしまいます。これこそ、「痰湿」の正体の一つです。

掃除や片づけで、「気」がよくなるのは部屋だけではありません。

体の中こそ、片づけをしてあげる必要があるのです。

考えてみてください。

毎日、毎日、一日三食。

いいえ。

胸に手を当ててよく考えてみてください。

きっと一日三食にとどまらないのではないでしょうか。朝食に始まり、午前十時ごろのおやつ、ランチ、午後のお茶、仕事終わりにスイーツ、夕食を準備する際の味見やつまみ食い、夕食はお酒を飲みながらダラダラととって、締めにはデザート……。常に、口から胃へ、胃から腸へと送りつづけられる食べ物。そんな状態でいつ片づけることができるのでしょう？

残念ながらできるわけがありません。

そして、こんな状態が日々続いているあなたのおなかの中。長年積み重ねられた汚れは、いったいどうなっているのでしょう？

想像するだけで恐ろしいと思いませんか？

今あなたが悩んでいる不調は、胃腸の掃除を長い間怠けてしまったことによって引き起こされているのです。そんな胃腸では、血がしっかりとつくられません。血の質も汚れて悪くなってしまいます。

でも、大丈夫。

体は、自分で元に戻る力をもっています。今はその力が眠っているだけなのです。

大掃除ができるようになりさえすれば、胃腸はもとの力をすぐに取り戻すことができます。

大掃除をする方法、しかも胃腸をきれいにするための方法は、お手軽で、お金もかからず、今すぐに実行できることです。

その方法こそが、夜に空腹時間をとるための「一週間夕食断食」です。

たった一週間の夕食断食でこんなに変わる

「断食」という文字を見ただけで本を閉じようとした方、少しだけ待ってください！

すごくハードルが高そうに聞こえるかもしれません。でも、三食を抜く本格的な断食と違い、ぼくの夕食断食はそんなに難しくないのです。

実行された方からは、次のような声をいただいています。

「生理痛がなくなって、びっくり！」

「顔のむくみやたるみがすっきりしました」

「体が温かくなりました」

「胃炎が解消しました！」

「よく眠れるようになって、朝が楽です」


さらに、こんな心の変化に至るまで、喜びの声が寄せられます。


「執着心がなくなりました」

「生活に余裕が出ました」

「気持ちも軽いです」


たった一週間の夕食断食をしただけでも、胃腸が元気になることで血流たっぷりになりますし、同時に胃腸の汚れである痰湿が取れるので、血流がきれいにもなります。

まさに一石二鳥！

血流の質、量ともに一気に改善へと導く初めの一歩として、最高の方法です。

そして、食事と心と体の働きを知れば知るほど、きっとあなたは夕食断食がしたくなるはずです。

やっぱり食べすぎこそ、血流悪化の原因だった

「過食は万病のもと」とは、「食べすぎはたくさんの病気のもとになってしまう」という意味で、昔からいわれてきた言葉です。

では、なぜ食べすぎはよくないのでしょう？

食べつづけていたり、胃腸に食べ物が残った状態が長くなったりすると、体は消化活動をしつづけなければなりません。また、胃腸そのものが健康でありつづけるために、消化をしない時間帯に、胃腸は休息を取るだけではなく自分自身の掃除を行っています。食べすぎや食べつづけるという行為によって、休息や掃除ができない状態に

胃腸を追い込んでいるといえるのです。

働かせつづけているうえに掃除もできないため、胃腸はゴミためのような状況で強制労働を二十四時間させつづけられています。さらにゴミためからは痰湿が発生し、毒素も出ている。こんなブラック企業も真っ青な労働環境をあなたが体の中に抱えているとしたら……恐ろしいと思いませんか？

ブラック企業で働くあなたの胃腸は、過労から不調が出はじめます。胃もたれ、消化不良、逆流性食道炎、下痢、便秘など、さまざまなおなかの不調を抱えることになるのです。

一日に人間が消化に使うエネルギーは消費エネルギー全体の一〇％といわれていますが、食べる量や時間が多いひとは、これよりもずっと多くエネルギーを消費してしまいます。

大切なエネルギーを浪費しているため、疲れやすく、だるくなりやすいのです。

実は、過労状態が続くのは胃腸だけにとどまりません。

消化吸収された栄養素は、すべて門脈と呼ばれる血管を通って肝臓へ運ばれます。

いきなり全身の血流に栄養が流れ込まずに肝臓に運ばれるのは、体にとって害になるものがあったら無毒化したり、栄養素を人体にとって必要な形につくり変えたりしているからです。

そうです。胃腸が働きつづけているということは、肝臓も送られてくる栄養素を処理するために、働かされつづけているということなのです。

さらに過剰な栄養が送られつづけていると、余分な栄養が蓄積されやすいために脂肪肝になってしまいます。事実、高度肥満のあるひとの八〇％に脂肪肝がみられています。食べすぎは胃腸だけでなく、肝臓にも深刻な悪影響を及ぼすのです。

肝臓には、毎分一・五リットルもの血液が流れ込み、そして、肝臓を満たしている血液のほとんどは小腸から流れ込む血液です。

働かされつづけている肝臓にとって、栄養素に満ちた健康な血流ならまだ救いがあるかもしれません。

でも、思い出してください。

食べすぎのときの胃腸は、掃除ができずゴミため状態。あの恐ろしい痰湿が大発生

しています。胃腸から送られている血流は汚れ、その汚れの処理に肝臓は悲鳴をあげることになるのです。

ああ、胃腸さん、肝臓さん、ごめんなさい……。

この事実を知ったとき、ぼくは思わず自分のおなかをさすって、謝りたくなってしまいました。

漢方では、血流を考えるときに、胃腸（漢方では「脾《ひ》」と呼びます）と肝の働きを重視してきました。この二つの臓器のバランスが崩れると、たちどころに血流が悪くなり、さまざまな不調が出てくることを昔のひとは経験的に知っていたのでしょう。「肝脾不和《かんぴふわ》」といって、二つの臓器がお互いに悪影響を与えあいながら悪くなっていく状態を表す言葉があるほどです。

夕食断食は、この悪循環である肝脾不和を解消するよいきっかけになります。

不調のそもそもの原因は、食べすぎによって胃腸の働きが低下したり、痰湿によって血流が汚されたりすることにあります。断食によってこの根本原因から改善することができるのです。

しかも、一日三食を抜く完全断食をする必要はありません。大掃除に適した時間、夜を空腹にするために、夕食だけ、しかも一週間の期間限定でいいのです。やってみない手はないでしょう。

がんばっているひとほど、食べることがやめられない

「朝ごはんなら抜けます。昼ごはんは食べなくても大丈夫です。でも……夕ごはんは抜くことができません。できるつもりでいるのに、仕事が終わると、どうしても食べたくて食べたくてしかたがないんです。おやつや甘いものも昼間はがまんできるのに、家に帰ったとたん、つい手が伸びてしまいます。食べたときは、ああ、幸せ！　と思うのに、そのあと罪悪感に襲われてしまって……」

そう話される三十六歳のKさん。

同じように思われる方はとても多くいらっしゃいます。

なぜ、夕食をやめるのがつらいのでしょう？

それには、ちゃんと理由があります。

Kさんに休日のことを尋ねてみると、おもしろい答えが返ってきます。

「不思議なんですけど、休みの日は夕食断食ができました」

そんなふうに言われるのはKさんだけではありません。多くの方が同じように答えられます。

実はここに、人間の心と食の深い関係が隠れています。

第一章で、動物はもともと腸から始まったことをご紹介しました。

脳も腸から進化しています。

よりたくさんの栄養価の高いエサを取るために、触手などが発達し、消化器が胃、十二指腸、小腸、大腸と分かれていくにつれ、全体を統一してコントロールするために、消化器の神経系から脳が出来上がりました。

そのため、脳に存在する多くのホルモンが腸からも発見されています。

精神を安定させて幸福感をもたらす幸せホルモン、セロトニン。

向上心やモチベーションを高めてくれるわくわくホルモン、ドーパミン。

物事への意欲の源となるやる気ホルモン、ノルアドレナリン。

これら、心の状態を左右するホルモンはすべて腸にも存在しています。いかに脳と腸が深い関係にあるかということがよくわかります。

実際、うつやパニック障害に使われるお薬のほとんどはこういった神経伝達物質に働きかけるため、脳内だけでなく消化器にも効いてしまい、副作用として胃腸のトラブルを引き起こしてしまうこともあります。


「食べる」という生物の本能的欲求を満たすために、動物は腸を一番初めに臓器としてもちました。そして、その腸から進化した脳は、「食べる」ということに強く反応するのです。

幸せを感じさせるセロトニンはとくに、食べることに強く結びついています。食べると一時的にセロトニンが分泌され、幸せを感じるのです。飢えることのないよう食事がしたくなるように、そのように進化したのでしょう。

イライラしたり、落ち込んだり、ストレスを感じたり……。

そんなときに食べたくなる、とくに甘いものが欲しくなるのは、そのストレスを癒《いや》そうとする働きにほかなりません。本当におなかがすいているわけでなくても、ストレスを解消したくて、にせものの「空腹感」を抱いて食べてしまいます。体が食事を必要としていなくても、脳は「食べたい」と感じてしまうのです。


朝ごはんを抜くことができるのに、夕ごはんを抜けない理由。

仕事の日はダメでも、休日は夕食断食ができる理由。

それは、仕事のストレスを食べることで解消しているためです。

がんばった自分を癒すために、食べることがやめられなかったのです。

どうしても食べることががまんできない場合は、無理にがまんして食事を抜く必要はありません。


食べることでがんばっている自分を癒す。

これも食事のもつ大切な効果ですし、甘いものを食べたり、好きなだけごはんを食べたりしてストレスを解消し、幸福感を得ることもときには必要なことです。

ただ、その食事は脳の快楽のためであって、体が必要として食べているというわけではないということを覚えておいてほしいのです。体が必要としていない食事を毎日、毎日とっていては、胃腸が弱り血流をつくる力が下がってしまいますし、痰湿が生じて、血流の質も悪くなってしまいます。

心と体の根本的な状態が悪化していくことにつながるのです。

そして何よりも、考えてみてください。

「仕事」というのは、人生のうちでもとても長い時間を費やすものです。ちょっと夕食を抜くこともできないほど仕事でストレスを感じているとしたら、自分の生き方、働き方を振り返ってみるチャンスを体が知らせてくれているのかもしれません。

いつもあたりまえだと思っていることも見方を変えてみると、違ってみえます。

仕事の仕方を工夫してみる。

「いやだな」と思いながらしていることをやめてみる。

がまんしてしまって言っていないことを伝えてみる。

ストレスに感じていることを変えてみると、自分の心も生活も楽になりますし、夕食断食もしやすくなります。

そして、夕食断食ができるようになると、断食の直接的な作用で体の状態もよくなりますし、血流の質と量が整うことを通じてさらに心の状態がよくなります。加えて、ふだんの仕事のストレスも楽になっていく……というよいリズムが生まれてきます。

悪循環になってしまったことを好循環に変えるチャンスは、いつでもあなたの中にあるのです。

「一週間夕食断食」を成功させるたった二つのポイント

さあ、いよいよ「一週間夕食断食」に挑戦してみましょう！

とはいっても、夕食断食のためにとくに用意するものはありません。

ただ、一週間、夕ご飯を食べない。

それだけです。とてもかんたんに挑戦することができます。

ただ、より順調に行うために二つのポイントがあるので、ご紹介しますね。

まずは、お昼ごはんをいつ食べたらよいのか、ということ。

先ほど書いたように、食べてから約八時間たつと胃腸の大掃除の時間が始まります。

そしてさらに、九十分ごとに胃の強い収縮によって胃腸の掃除が進みます。

モチリンの分泌のためにも睡眠中にこの胃腸の掃除が行われるのが理想ですから、もしも二十三時に就寝するのであれば、遅くても十五時までに昼食を終えておきましょう。


夕食断食の際には、就寝予定時間の八時間前からは食べない。

これが重要です。

これ以降は間食も含め、カロリーのあるもの、固形物は食べないようにしましょう。


二つ目のポイントは、飲み物について。

昼食のあともお茶や水などは飲んでもかまいません。また、慣れないうちは夕食の代わりに酵素ジュースや固形物のないスープなら飲んでもよいでしょう。

ただ、慣れてきてより効果を求めるのであれば、一週間夕食断食中は、カロリーのあるもの、コーヒー、アルコールなどは避けましょう。

ゼロキロカロリーと表示されているドリンクは、法的には一〇〇㎖あたり五キロカロリー未満の場合にゼロキロカロリーとして表示できるため、本当にカロリーがないとは限りません。また、カロリーを下げても甘みやおいしさを感じるように合成甘味料や添加物も多く使われているので、夕食断食の際には避けましょう。

もし、トラブルが起きたらこう乗り越えよう

夕食を抜くと気分が悪くなる、というひとがときどきいらっしゃいます。

これには主に二つの理由が考えられます。

一つは、今までが食べすぎだったということです。

このタイプの方では、大量の食事を消化するために胃酸過多になっていることが多いのです。すると、食事を抜いても胃酸が出てしまって、逆に胃を傷つけて痛みが出たり、気分が悪くなったりしてしまいます。今までの食べすぎに胃がすっかり適応し

ているわけです。

このタイプの場合、急に夕食断食をするのではなく、夕食の量を減らすことから始めてみましょう。腹七分目くらいを目安に一週間ほど続けてみてください。すると、胃酸が出すぎることがなくなり、断食による胃痛や気分の悪さもなくなります。

また、このタイプの方の場合、逆流性食道炎の症状をもっていることもあります。

漢方では、胃の働きを「降濁《こうだく》をつかさどる」と表現しています。濁とは食べ物が消化されてぐちゃぐちゃになった状態をさしていて、胃が腸に向けて消化したものを下に降ろすことをたとえて「降濁」といっているのです。つかさどるとは担当する、コントロールするという意味ですね。

胃の不調は、この「下に送る」という仕事ができなくなって出てきます。げっぷ、胸焼け、吐き気などは本来下に向けて送られるものが上へと出てしまう症状で、逆流性食道炎はその最たるものです。胃が本来の「下へ送る」という働きができず、消化された食べ物が上に向かって逆流している状態です。

漢方では、経験的に胃の不調は、胃そのものが弱っているためというよりも、胃に過剰な負担がかかっているため生じているとまず考えます。そこで、第一に、過剰な負担を取り除く必要があります。

過剰な負担といっても、要は、胃の掃除時間を邪魔する食べすぎと、夜遅い時間の食事がＮＧということです。

逆流性食道炎の治療には胃酸を抑える薬が出されますが、あくまで対症療法にすぎません。飲むのをやめるとまた逆流性食道炎の症状に苦しむことになってしまいます。

夕食断食は、この胃の不調を取り除くにはぴったり。

夕食断食の直後は胃の痛みを訴えても、しばらく続けていると逆流性食道炎がよくなったと言われる方が多いのには、こんな仕組みがありました。

夕食断食で胃の掃除をして、本来の健康な胃の働きを取り戻しましょう。

もう一つは、低血糖症状を起こしてしまっているということです。

これは、甘いものを食べすぎていたり、間食を頻繁にしたりしている方に出ます。

本来、食事を一度くらい抜くことは、飢餓に慣れた状態で何万年も過ごしてきた人類にとって平気なことのはずですが、ふだんから糖分をたくさんとりすぎていると、空腹に体が耐えられなくなってしまうのです。これは、機能性低血糖症とか反応性低血糖症と呼ばれる状態です。

通常、食事をすると血糖値が上がり、膵臓《すいぞう》からインスリンが分泌され、血糖値を正常値にまで下げる仕組みがぼくらの体には備わっています。しかし、ふだんから甘いものをとりすぎていると、この仕組みがうまく働かなくなります。

清涼飲料水やお菓子などに含まれている糖分は、非常に吸収されやすく、素早く血液中に入り血糖値を急上昇させます。すると急上昇した血糖値を下げようと膵臓からインスリンが分泌されるのですが、このインスリンが多すぎたり、効きすぎたりして血糖値が急降下すると、一時的な低血糖症状を起こしてしまいます。

低血糖になると、気分が悪くなる、だるい、動悸《どうき》がする、頭痛がする、目がかすむ、不安感や空腹感がある……などの症状が出てきます。

これらの症状は糖分をとると回復します。しかし、これが曲者《くせもの》で、糖分をとって回復しても、またインスリンが出て低血糖になり、また糖分をとって、また低血糖になり……を繰り返してしまいます。この繰り返しによって膵臓が弱り、ふだんからうまく血糖値がコントロールできなくなってしまうのです。

血糖値は、気分にも大きく影響を与えます。

「シュガーハイ」という言葉がありますが、糖分をとると文字どおり、テンションが高くなります。栄養ドリンクを飲んですぐに元気になった気がするのは、ビタミンやカフェイン、生薬などの有効成分が効いているというよりも、吸収の早い白糖、果糖ブドウ糖液糖などによって素早く血糖値が上がることでテンションも上がっているからです。

機能性低血糖症などで血糖値のコントロールがうまくできなくなると、疲れやすさやだるさなど体の不調はもちろんですが、気分の上がり下がりも出てしまうため、心の状態も不安定になってしまいます。そのため、そのストレスから逃れようとしてますます甘いものに頼るという悪循環が生まれてしまうのです。

血流そのものも糖分によって汚され、心身の不安定さを増幅させているといっても過言ではありません。

こういった状態だと、ふだんから血糖値を一定に保つことができなくなります。そのため、いきなり夕食断食をすると、体が一気に低血糖状態になり、それに耐えられず、気分が悪くなってしまうのです。

もし低血糖症状が出やすいなら、まずは間食を控えることから始めてみましょう。白糖が使われているお菓子、果糖ブドウ糖液糖の入った清涼飲料水などをやめる。どうしても間食をしてしまう場合には、アーモンドなどのナッツに。ただ、量や回数は控えめに。

間食が多いのを気にして、お米抜き、おかずだけという食事をされている方もいますが、残念ながらそれは逆効果です。低血糖で気分が悪くなりやすい方は、白糖、果糖ブドウ糖液糖をやめることを優先して、まずは和食を中心としたバランスのよい食事をしましょう。

夕食断食をするのは、間食をやめることができてからがおすすめです。

Mさんは、逆流性食道炎と機能性低血糖症に苦しまれていました。そのせいで、うつ症状も出て、仕事も退職、自宅療養を余儀なくされている状態でした。

ところが、夕食断食を機に逆流性食道炎も機能性低血糖症の症状も改善します。胃腸の症状がよくなると、血流も整います。やがて、他の体の不調もよくなり、気持ちもどんどん前向きになっていきました。そして、希望するインテリア業界への再就職も決まったのです。

体の不調が楽になると、心も楽になっていきます。すると、自分からよりよい未来をつかまえることができるようになります。

一年間のひきこもり生活から復帰、希望の職場で働きだし、ゆっくりとでも自分のペースで人生を立て直していったMさんの姿を拝見して、ぼくのほうが元気をもらいました。

生理終わりは夕食断食の大チャンス！

「夕食断食は、いつ始めたらいいですか？」という質問をよく受けます。

男性はとくに体のリズムを気にする必要はありませんが、**生理のある女性の場合、**

生理周期を考慮すると、格段に夕食断食の効果が大きくなります。スタートの時期をいつにするかが、成功・失敗を分けるといっても過言ではありません。

まず、もっとも避けたいのは生理前です。

生理前に、イライラ、落ち込み、頭痛、腹痛、胸のハリなどといったPMS（月経前症候群）に悩まされる女性は少なくありません。なぜPMSが起きるのかよくわかっていない部分も多いのですが、ホルモンバランスが不安定になっていることは間違いありません。その関係で、女性の心も体も一か月の中でもっとも不安定になる時期です。

「気持ちが落ち込む」「どうやっても前向きになれない」というひとが少なくありませんが、それもそのはずです。

ひとが幸福感を覚えるのは、幸せホルモン、セロトニンの働きによるところが大きいのですが、生理前には一時的にセロトニンの量が減ってしまうことがわかっています。つまり、自然な体のリズムとして、気持ちが落ち込んだり、前向きに考えることがしにくくなったりするのです。とくに、血流が不足しているひとではもともとのセロトニン量も少ないことが多いため、落ち込みの程度が大きくなってしまいます。

また、生理前に体重が増えるという方も多いでしょう。

生理前二週間の高温期は、黄体ホルモンと呼ばれるホルモンが体にたくさん分泌される時期です。このホルモンは妊娠を助けるために出ている大切なホルモンなのですが、食欲を増進し体重を増やす、体に水をため込みむくみやすくする、消化器の働きを低下させる、という作用もあります。

黄体ホルモンは妊娠を維持するホルモンでもあるので、赤ちゃんのために栄養をとろうと食欲を増進させるだけでなく、とった栄養を脂肪にするという働きもあります。これでは食欲が抑えられないのも無理はありません。

生理前にむくみを感じる方も多いのですが、これも黄体ホルモンのしわざ。水をどんどんと体にため込んでしまいます。生理前にため込んだ水で、体重が一～二kg増えることもよくあります。

この水がどこから来るのかというと、大腸です。体がいつもより多く水分を吸い上げるので、生理前の大腸は水分不足になり、うんちの水分も少なくカチカチになってしまいます。生理前に便秘になりやすいのはこのためです。

さらに、消化器の働きそのものも低下します。腸は蠕動運動《ぜんどううんどう》といって、筋肉が収縮を繰り返すことで活動していますが、この働きも低下。ただでさえ乾燥気味のうんちが運ばれにくくなるので、便秘がさらに悪化するという悪循環。食欲はあるのでたくさん食べるのになかなか出ないで、ため込む一方……。

そもそも夕食断食は胃腸を空っぽにして消化器の大掃除をすることを目的にしているのに、大掃除もうまくしにくいという状態が生まれます。


気持ちも落ち込みやすく、食欲に走りやすい。

体はただでさえむくみやすく、体重も増えやすい。

さらに、目的とする胃腸の大掃除の効果も得られにくいとなると、やるだけ悲惨ということになってしまいます。

ダイエット効果も期待して夕食断食をしたひとにとっては、最悪の結果となります。がんばっても体重が減らないのです。全然減らないとはいいませんが、ただでさえ一～二kg体重が増える時期。せっかく夕食をがまんしたのに、体重計に乗ってもほとんど減らない数字を見たとき、あなたならどう思いますか？

やめたくなってしまいますよね。

生理前に夕食断食が失敗しやすいのは、当然なのです。


漢方の面からみても、生理前は「気滞」といわれる状態になります。

これは気が滞るという意味ですが、血や水の流れを含めさまざまなものの流れが止まりがちになるのは、先ほどご説明した西洋医学的な仕組みと同じです。

生理周期は、自然のリズムでもあります。滞る時期にはそのリズムに無理に逆らわないのも、漢方の知恵の一つです。

ただ、生理前の不調は、体の仕組みが引き起こしているものです。

とくに感情的な面で、落ち込みや不安定さ、イライラが出ると自分を責めてしまう方もいらっしゃいますが、そんな必要はまったくありません。

あなたの性格や努力が足りないといったことが原因なのではありません。体から自然とわき起こっている感情なので、自分を責めないでくださいね。

そして、こういった生理前の不調も、血流がたっぷりに、きれいになってくると減っていきます。夕食断食成功の暁には、生理前の心や体の不調からも卒業して、いつでも穏やかで快適な自分を手に入れてください。

逆に、もっとも夕食断食に適しているのは、生理終了後です。エストロゲンというホルモンの働きで心も体も快調ですし、新陳代謝も高まっているため、ダイエット効果も大きく期待できます。

せっかくの「一週間夕食断食」のチャレンジ。生理前のスタートだけは避け、一番効果の出やすい生理後に始めましょう。

やせているひとほど夕食断食に挑戦しなさい

圧倒的多数の女性が「やせたい」「ダイエットしたい」と思っている世の中では意外かもしれませんが、「太りたい」という相談を受けることも少なくありません。

なぜなら、ぼくの専門の婦人科系では体重が大きな問題になることが非常に多いからです。体重は女性の体、とくに生理とは深い関係があり、やせていても、太っていても、体重は深刻な影響を及ぼしてしまいます。

体重の目安としてはBMIという数値を用いますが、この数字が十八・五を切ると生理周期が乱れ、婦人科系のトラブルが出やすくなります。身長一六〇㎝のひとなら四七・四kg以下がやせすぎとされています。

意外かもしれませんが、体重が増えないと悩んでいるひとにも夕食断食が有効な場合が少なくありません。

体重が増えない、やせ気味のタイプの方が多く口にするのが、「いくら食べても太れない」という言葉。つまり、なかなか体重が増えないのは、根本的にはうまく消化吸収できていないという胃腸の問題である場合がほとんどだからです。

漢方では昔から、こういった太れない体質を「脾虚《ひきょ》」といって、胃腸の力の弱りだととらえてきました。この場合、胃腸の力を高め、食べ物を消化吸収しやすくし、体力をつける漢方薬を用います。

そして同時に、大切なのが食事の仕方を変えることです。

食事の量がそのひとにとって多いか少ないかは、単純に食べる量だけでは測れません。お相撲さんが一日に食べる量と、一般のひとが食べる量とが異なるのと同じで、ひとそれぞれ、自分の体に合った食事の量は異なります。

たとえやせ気味の方が少ない量しか食べられていなくても、その食事量がすでに胃腸の負担になっている可能性が高いのです。太れない方の多くが、少し多く食べただけでもたれたり、おなかを壊したりする経験が多いことからわかるように、消化の力そのものが弱っているのです。

そこで、いったん夕食断食をすると、弱った胃腸をリセットすることができます。

ただし、体重がもともと少ない方が断食をする際には、十分に気をつけてください。夕食を抜くことで一日にとる食事の量が大きく減ると、一時的にさらに体重が減ってしまうことがあります。夕食をなくす代わりに朝昼は、負担にならない範囲でしっかり食べましょう。

体重が落ちてしまう場合には、期間は一週間にこだわらず、三日程度でもかまいません。

夕食断食が終わったあと、体重を増やしていくためのアドバイスもお伝えしておきます。

夕食断食をしてみると、胃腸が整うことでだるさがなくなったり、体が軽くなったりするといった変化を実感しやすくなります。ただ、その後、たくさん食べられるようになるかは個人差も大きいところです。

一回の食事で量がとれないために、一日の食事回数を多くして体重を増やすという方法を取る場合もあるかと思います。その場合は、胃腸の弱りに拍車がかからないように、胃腸の回復時間をしっかり確保しましょう。ポイントは、夕食は軽めに早い時間にとる、ということです。

体重を増やすために食事回数を増やしても、それが胃腸の負担になってしまっては体重も増えませんし、体調も悪くなって本末転倒です。**胃腸の回復時間をしっかり確保することを忘れないでくださいね。**

どうしても胃腸の状態が変わらない、体重が増えないという場合は、原因となっている脾虚という体質を改善する漢方薬があります。漢方に詳しい薬局や病院で相談してみると、より効果的に胃腸を強くして体重を増やすことができるでしょう。

夕食断食のあとこそが、胃腸を劇的に変えるチャンスだ

断食をすると、一時的に体に栄養が届かなくなるのは、人間だけではありません。百兆個以上もの腸内細菌にも栄養が届かなくなります。朝ごはんが午前七時、お昼を十三時とすると、夕食を抜いたら、食事からの栄養が入ってこないのは十八時間。たかだか十八時間程度と思われるかもしれませんが、この時間は、細菌にとってはとてつもなく長い時間なのです。

腸内細菌の代表ともいえる大腸菌は、二十分に一回分裂します。ということは一生が二十分。つまり十八時間は、彼らの世界では五十四世代もの長い時間になるのです。人間の一生を八十年としたら、なんと四千年以上！

ものすごい長期間、飢餓に襲われていることになります。もちろん、それでも腸内にゴミはいっぱい残っていますし、腸内細菌の数が激減したりすることはありません。ただ、それでも全体的にちょっと弱っている状態になります。


善玉菌も、悪玉菌も両方弱っている、このとき。

あなたは、どちらの菌を応援したいですか？

もちろん、善玉菌ですよね。

そう、断食のあとに善玉菌を応援する食事をとってあげることで、一気に腸内細菌の勢力図を塗り替えていくことができるのです。

このときに善玉菌のために食べてあげてほしいのが、「発酵食品」と「食物繊維の多い食品」の二つです。逆に避けてほしいのは、お肉や脂肪分。悪玉菌の代表であるウェルシュ菌などが優勢になり、せっかくの夕食断食が残念な結果になりかねません。


夕食断食後の朝食におすすめの献立の一例をあげておきましょう。

【夕食断食あけにおすすめの朝食】

・玄米ごはん（玄米がゆならよりよいでしょう）
・わかめのおみそ汁
・納豆
・野菜の煮物

伝統的な日本の和食そのものですね。

ぼくたち日本人が昔からとってきた食事こそ、善玉菌を優勢にしてくれる理想的な食事のあり方なのです。

これは決して偶然ではありません。

日本だけでなく世界各地に残る伝統的な食事は、それぞれの文化や民族に合った食事であり、その食事によって元気に育《はぐく》まれる腸内細菌が異なります。

そして、それが結果的に、自分たちに合った健康的な食事として受け継がれてきたのです。

単純に和食がいい、中華がいい、フランス料理がいい、という話ではないのです。

一人ひとりの体質がそれぞれ違うように、文化や民族によって体質も異なります。体質に合わない食事をするということは、毎日無理をしているのと変わりません。ぼくたち日本人は、日本人の体質に合った食事をしていくことが大切だということを、この事実は教えてくれています。

一週間夕食断食は、胃腸を大掃除して自分の心と体を再スタートさせるのにとても適しています。初めの一歩としてぜひ取り組んでみてください。

また、ずっと続ける必要はありませんし、一度行ったあとは、体が重たい、体調が少し悪いと感じたときに一、二日夕食を抜くだけでも効果があります。手軽な体調リセット法として行うのもおすすめです。

そして、胃腸の状態が変化したサインは便に表れます。

次の章では、あなたのうんちの状態をチェックしていきましょう！

第二章

血流を整える「食べたら出す」仕組み

食物繊維をあなどるな！

夕食断食をしたり、食べすぎを控えたりする。

前章まででお伝えしたこれらは、現代人に多い食事のとりすぎで胃腸が疲弊してしまっている状態を回復させるための方法です。

いってみれば、マイナスをゼロに戻してあげるためのもの。

夕食断食をして体調のよさを実感される方は多いのですが、それは「ゼロ」の状態。

今までは食べすぎが負担になって「おもり」を背負っているようなマイナス状態だったのです。その「おもり」を取り除いて、本来の体を取り戻したフラットな状態が今のあなたです。

さらにこれをプラスにしていくと、もっともっと体調がよくなると思いませんか？

もし、大きく体調が変わったという実感がなくても大丈夫。食事を控えることができたあなたの胃腸では、しっかりと掃除が実行されています。

それは、大掃除を終えたあとの元旦のようなすがすがしい状態です。「一年の計は元旦にあり」と同じで、今こそが大チャンスなのです。

マイナスを取り除くことだけでもとても効果的ですが、ここからはさらに、日々の食事にちょっとしたコツを取り入れることで、今よりも血流を整え、心と体の状態を高めていきましょう。

そのために、特別な効能をうたう食品やサプリメントをとる必要はありません。人間の体は本来、ふだんとる食材で十分によい状態にすることができるようにつくられています。ただ単に、バランスが崩れてしまっているだけです。

そして、多くの食材に含まれている「ある成分」を上手にとることが、もっとも効率的におなかの環境をよい状態に保ってくれます。

夕食断食あけの朝ごはんに、玄米がゆや野菜を中心にした和食をおすすめするのも、その「ある成分」をたっぷりとるためです。

その成分さえ上手に取り入れれば、「汚デブ菌」の発生も、胃腸のヘドロである「痰湿《たんしつ》」の発生も抑えることができます。そして、自然とそれらに汚染されない、きれいな血流を生み出して心と体の健康を高めることができます。

その成分とは、「食物繊維」。

「なんだ食物繊維か」とがっかりした方もいらっしゃるかもしれません。

しかし食物繊維には、単にお通じをよくするだけでなく、これまで考えられてきた以上の働きがあることがわかってきました。

なんとなく体によいと思われている食物繊維ですが、これまで、大きく分けると次のような四つの特徴が知られていました。

●保水性

胃や腸で水分を吸収して大きく膨らみ、腸を刺激します。これにより腸の運動を活発にし、便通をよくします。

●吸着性

胆汁酸やコレステロールを吸着して、体の外に運び出します。この働きを利用してコレステロールの値を下げる医薬品もあり、副作用の少ない薬として病院でも処方されています。

●粘性

ベタベタとくっつく働きがあるので、食べ物が胃腸内をゆっくり移動します。そのため食後の腹持ちがよく、食べすぎを防ぎダイエットにも効果的。また、糖質の吸収をゆるやかにするので、食後の血糖値の急激な上昇を抑えます。高血糖に悩むひとにも、機能性低血糖症に悩むひとにもおすすめです。

●発酵性

大腸内で食物繊維が発酵・分解することでビフィズス菌などの善玉菌が増え、腸内環境をよくします。

さらに、近年の腸内細菌の研究から、食物繊維にはこれら四つのことよりもはるかに大きな影響力があり、心と体を変えていくとてつもなく大きな可能性が秘められていることがわかってきたのです。

そして、この食物繊維が足りているかどうかは、かんたんに知ることができます。

そこで質問です。

「あなたのうんちは、水に浮かんでいますか？」

うんちが沈めば健康も沈没する

浮かんでいたらＯＫです。
沈んでいたらＮＧです。

トイレでうんちをしたときに、必ず見てチェックしてみてください。浮かんでいたら大丈夫なのですが、沈んでいたらとても心配です。

うんちが浮かぶか、沈むかは、実はとても大きな問題です。なぜなら、浮かばないうんちの場合、第一章でご紹介した胃腸のヘドロ「痰湿」が腸の中でまとわりつき、汚デブ菌が大発生。さらには全身に行き渡る血流が汚染されているかもしれないのですから……。

浮かばないうんちは、失格です。

うんちは沈んではならないのです。

なぜ、うんちは沈んではいけないのでしょう。

この大切なことを理解するために、まずはうんちを分析してみましょう。

うんちは全体の七〇～八〇%が水分でできています。

水分はうんちの硬さと柔らかさに直結していて、八〇%より多くなると下痢に、七〇%より少なくなるとカチカチになってしまいます。

そして水分を除くと三分の一ずつを「腸内細菌」「食べカス」「腸の粘膜がはがれたもの」が占めています。

この三つのうち、水に浮かぶかどうかを決めているのは、食べカスの大部分を占める食物繊維です。食物繊維の量が多ければうんちは浮かびますし、少なければうんちは沈みます。

そして、**うんちが沈めば健康も沈没するといっても過言ではありません。**

おなかの状態は外から見ることはできませんが、うんちが浮かべば腸内の状態がすこやかで、たっぷりときれいな血流をつくることができているサインだからです。

女性の健康は血流に大きく左右されます。そして、女性の場合、血が不足することで血流が悪くなっているひとがほとんどです。

そこで、ぼくは初回のカウンセリングの際に、血流の源である胃腸の状態を必ず確認します。

そのために聞くのがお通じの状況。毎日出るというひとは少数派ですし、そして、悪くないと答えるひとでも、よくよく聞くと、残念ながらよいといえるひとはほとんどいません。

血流不足のひとは、うんちの状態が悪い。

こういっても差し支えないくらいの状況です。そして、うんちが水に浮かぶかどうか尋ねると、「浮かぶ」と答えるひとは皆無に等しい。当然ながら胃腸の状態が悪く、血流不足になっている体質だということがわかります。

一日に必要とされている食物繊維の量は十八～六十九歳の男性で二〇g以上、女性で一八g以上ですが、すべての年齢層で不足していることがわかっています。

そして残念なことに、野菜をたくさん食べているから大丈夫と思っているひとですら、実際には不足していることがほとんどなのです。

「食物繊維の不足＝沈むうんち」という関係があるため、食物繊維の摂取量が足りていない現状では、大部分のひとでうんちが沈んでしまう、すなわち胃腸の状態が悪いというのは当然ともいえます。

体質改善をしてお通じがよくなってくると、血流も増えていきます。実際にぼくがカウンセリングをしている方のほとんどがそういった傾向にあります。

食物繊維で「汚デブ成分」が減る！

世界各国の栄養摂取の調査からも、驚くべきことがわかっています。

アメリカの調査によると、アメリカでは、一九七七年からの十年間で、国民一人が一日に摂取する食事のカロリー量も脂肪摂取の割合も減っています。ところが、人口に占める肥満者の割合は二五％から三〇％を超えるまでに増えているのです。

オーストラリアでも同じようなことがわかっています。砂糖の消費量の変化と肥満の関係は驚くべきものでした。一九八〇年と二〇〇三年を比べてみると、一日の砂糖消費量は小さじ三十杯から二十五杯に減少しています。ところが、同じ時期に肥満者の割合は、なんと三倍にも増えました。

日本の国民栄養調査（二〇〇三年からは国民健康・栄養調査）でも同じような傾向がみられます。一九八〇年の脂肪摂取量は一日五二・四gだったのが、二〇一三年の脂質摂取量は五五g。カロリー摂取量も減少しているにもかかわらず、一九八〇年から二〇一三年の間に肥満率は女性ではほぼ横ばい、男性では一七・八％から二八・六％へ大きく増加しています。

ダイエットでは糖分、脂肪分、カロリーを減らすことがよいとされていますが、それだけでは説明がつかない肥満の増加が、世界各国で起きているのです。

そこで注目を集めているのが食物繊維です。

実は食物繊維の摂取量は、驚くほどの勢いで減っているのです。日本では戦後間もない一九四七年に一日に二七・四gだったものが、二〇一三年にはわずか一四・二gしかとれていません。

腸で汚デブ菌がつくり出し、血流に乗って全身をめぐり、肥満を引き起こす汚デブ成分の一つに「リポ多糖」があります。このリポ多糖が血流中に増えてしまうと、脂肪細胞にどんどん脂肪が詰め込まれることがわかってきました。

この汚デブ成分・リポ多糖が血流に入り込まないようにしてくれる善玉菌が「アッカーマンシア・ムシニフィラ」。ちょっとややこしい名前ですが、この善玉菌は太ったひとの腸にはほとんどいません。太ったマウスにこの菌を与えると、体重が減ることがベルギーのルーバン・カトリック大学のパトリス・カニ教授らの研究で実験的に証明されています。

そして、この善玉菌を増やしてくれるのが、食物繊維。**たとえ高脂肪の食事をしていたとしても、食事中の食物繊維を増やすと、この菌が増え、汚デブ成分が血流へと吸収されるのを防いでくれるのです。**

また、アメリカでの研究ですが、脂肪の摂取量に関係なく食物繊維の摂取量が多いとＢＭＩ値が低くなることや、同じカロリーでも食物繊維を多くとったほうが減量幅が大きいことも報告されています。

体重が気になるひとは、カロリー管理に熱をあげるよりも、食物繊維をとることに注力することをおすすめします。

カロリーばかりを気にして、あれもダメ、これもダメとやっていくダイエットは楽しくありません。しかも楽しくないだけではなく、カロリーの摂取量よりも腸内細菌の影響のほうが大きいことが証明されつつあるのですから。

人間、がまんを重ねると反動も出やすくなります。

好きなものを罪悪感を抱きながら食べるよりも、おいしさを味わって感謝の気持ちでいただくほうが、精神衛生上もよいことは疑う余地もありません。

カロリーに執着するよりも、食物繊維アップで幸せな食事に変えていきましょう。

がまんせずに食物繊維で健康を手に入れる

食事はぼくたち人間の体の栄養になっているだけではありません。同時に、腸にいる細菌のエサにもなっています。

食物繊維をたくさんとれば、食物繊維が好きな細菌が腸の中で増えていきます。善玉菌は食物繊維が大好き。つまり、食物繊維をたくさんとればとるほど、善玉菌が増えていくのです。

この善玉菌が食物繊維を食べるときに、大腸にはたくさんの短鎖脂肪酸という物質がつくられます。この短鎖脂肪酸は腸内環境を弱酸性にして、悪玉菌の出す毒素を抑え込んでくれます。

また、直接腸に働きかけたり、吸収されて血流に乗って運ばれたりすることで、次のような予防効果や治療効果を発揮してくれるのです。

- 肥満の予防
- 発がんの予防
- 糖尿病の予防
- 免疫力を高める
- ミネラルの吸収を助ける

まさに汚デブ成分の反対で、健康美人成分といえるでしょう。

また、短鎖脂肪酸が増えると、腸の粘膜そのものが強化されます。腸の表面は粘膜で覆われることで守られているのですが、短鎖脂肪酸が減ってしまうと、この粘膜がボロボロになり、腸の表面に隙間《すきま》ができてしまいます。

すると、汚デブ成分などの体に有害な物質が腸から吸収されやすくなり、血流に乗って全身へ届けられることになります。

この腸の粘膜がボロボロになって、さまざまな毒素が吸収されることが、全身で炎症を引き起こし、いわゆる現代病の大きな原因の一つになっている可能性が高いことがわかってきました。

現代のように食物繊維が少ない食生活というのは、これまでの時代ではみられなかったことだったからです。昔のひとたちは、食物繊維が多い食生活を送ることで、自然と健康美人成分を多く生み出し、腸の粘膜も強化することで、汚デブ成分が血流に乗って全身に届けられることを未然に防いでいたのです。

どうして、こんなにすばらしい働きをする食物繊維をとらなくなってしまったのでしょうか？

実は、これは腸内細菌の陰謀だったのです。

砂糖を多くとれば砂糖が好きな腸内細菌が、脂肪分を多くとれば脂肪分が好きな腸内細菌が、ファストフードを多く食べればファストフードが好きな腸内細菌が、ぼくたちの体内で増えていきます。

食事の好みによって腸内細菌が変化することもあれば、腸内細菌がひとの脳に働きかけて、腸内細菌に有利な食事をとらせている可能性もあると指摘されています。

つまり、ファストフードが好きなひとでは、おなかの中でファストフードが好きな腸内細菌が増え、その腸内細菌がファストフードをますます食べたくさせてしまうという、驚くような事実がわかってきたのです。

このファストフード好きの腸内細菌は、ご想像どおり悪玉菌です。保存料や果糖ブドウ糖液糖のたっぷり入ったジュースも悪玉菌を増やします。

そんな食事でおなかの中で優勢になった悪玉菌が脳にも働きかけて、ますます脂肪分と糖分がたっぷりの食事をとりたくなってしまう。食物繊維をとる量は減り、どんどんと善玉菌も減っていく……。

自分の意志の力だけでは食欲をコントロールしにくいのには、こんな理由があったのです。

では、どうしたらいいのでしょうか？

それは、意識的に食物繊維をとる量を増やすことです。

食事のコントロールにおいて「がまんする」というのは、大変難しいもの。

甘いものが好きなひとが、スイーツを全部やめる。

お酒が好きなひとが、禁酒する。

お米が好きなひとが、お米を食べないようにする。

揚げ物が好きなひとが、油ものを断つ。

……想像しただけで挫折しそうです。

欲求を全部抑えるのは難しいことですが、何かを意識的にとることなら挑戦しやすいと思いませんか？

意識的に、食物繊維をとりましょう。

玄米、野菜、果物、海藻類……。

今よりも食事の中の食物繊維を意識的に増やすのです。

そうすると、汚デブ菌に代表されるような悪玉菌の代わりに、善玉菌を増やすことができます。

事実、先ほどのカニ教授のマウスを使った実験では、高脂肪食を続けていたにもかかわらず、食物繊維が補充されたことで、体重増加の速度が落ちた他に、コレステロール値も下がったことも明らかになりました。また、カニ教授らは、マウスのエサに食物繊維の一種であるオリゴ糖を加えると、遺伝的に肥満体のマウスの場合は体重の増え方がゆるやかになり、高脂肪食で太らせたマウスでは体重が減少するという実験結果も発表しています。

もちろん意識的に糖分、脂肪分を控えたほうが効果的ですが、無理やり大きく食事を変えたり、すべてをがまんしたりしなくても、善玉菌を応援できるのです。

鍵《かぎ》は、食物繊維を増やすこと。
ぜひ、日々の食事に食物繊維を加えていきましょう。

血流の汚れやアレルギーは、食物繊維が解決する

アトピーや喘息《ぜんそく》、アレルギーといった免疫のバランスが崩れて起こる病気は、漢方では肺・大腸に関係すると考えます。

そのため漢方の食養生では、アトピーやアレルギーなどがある場合、野菜やきのこ、玄米、雑穀など腸内環境を整える食品を多くとるようにすすめてきました。

インフルエンザや風邪、あるいは食中毒の予防に、手洗い、うがいがすすめられますが、これは細菌やウイルスが喉《のど》から侵入したり、腸内で増殖したりしてしまうことを防ぐためです。ケガがある場合を除けば、日常的なバイ菌の多くは、呼吸器と消化

器の表面にある粘膜から侵入しています。

科学の進歩によってわかってきたのは、実際に免疫細胞は呼吸器と消化器に集中しているということです。とくに腸には全身の免疫細胞の七割が集中しています。

また、食物繊維と腸内環境との関係が解明されるにしたがって、アレルギーや免疫が大腸とかかわってくることがますます明らかになってきました。

最新の科学でわかってきた答えですが、何千年もの歴史の中で経験的に蓄積された漢方の知識と同じ答えにたどり着くことが、とても不思議に感じます。

漢方家の間で有名な腸とアレルギーの関係を示すものに、子どものアトピーがあります。アトピーがひどいお子さんほど、お菓子や甘いものを食べすぎていたり、間食やおやつが多かったりすることが少なくありません。そして、甘いものをやめてもらうと、肌の状態がよくなることが多いのです。

漢方では、肺と大腸は表裏一体の関係だとされています。そのため、一方の不調は、もう一方に大きな影響を及ぼします。

胃腸の力を助ける味は「甘み」です。漢方でも「膠飴《こうい》」という麦芽で作った飴《あめ》で、胃腸を元気にする漢方薬に溶かして使うものがあるほどです。

昔は砂糖などは手に入りにくい嗜好品《しこうひん》で、甘みといえば果物の甘みくらいでした。栄養が足りない時代、胃腸の弱っているひとには非常に効果的だったのでしょう。

ただ、甘みが胃腸に効くということは、裏を返すと、とりすぎれば副作用を起こすということでもあります。

現代では糖分を過剰にとっているのは事実です。そのため、「胃腸＝免疫の働き」がバランスを崩しやすくなっているのです。

もう一つ、アレルギーの原因として有力になりつつあるものに、第一章で紹介した「リーキーガット症候群」があります。腸の表面を守っている粘膜が弱って小さな穴があき、その穴から食べたものが消化されないまま血流に入ってしまうという状態です。

本来、血液中に入るはずのない異物が血流を汚すと、血液中の免疫細胞が反応して、その食べ物を攻撃するようになり、食物アレルギーを引き起こします。

アレルギーの原因となる食物を避けるだけでは、症状を和らげることはできても、解決につながりません。腸が「漏れっぱなし」なわけですから、アレルギーの原因となる食物を取り除いたとしても、別の食物が未消化のまま血流に入り込めば、また新しいアレルゲンが誕生してしまう可能性が高くなります。

事実、卵アレルギーだったから一生懸命に卵をやめていたのに、次は小麦アレルギー、次は牛乳アレルギー、さらにはグルテンアレルギー……と、まるで追いかけっこをしているように、新しいアレルギーが増えているというひとが少なくありません。

腸の漏れそのものをストップしないことには、根本的解決につながらないのです。

そして、食物繊維こそ、この「リーキーガット症候群」解決の鍵であると考えられています。腸内細菌が健康なときは腸の細胞はしっかりとつながりあっていて、隙間はできません。

食物繊維によって増える善玉菌は、腸の粘膜を守る粘液層を増やし、腸の細胞の隙間を埋める成分まで出してくれるのです。

カイロサンドイッチで、便秘や婦人科系のトラブル解消！

腸内環境を整えるためには、「食べたら出す」ことがきちんと行われていることが絶対に必要です。たとえ食物繊維がたっぷりの食事をしても、便秘でおなかの中にうんちがたまったままでは、悪玉菌が増えてしまいます。

考えてもみてください。おなかの中は気温三七度、湿度一〇〇％の部屋と同じようなものです。便秘というのは、そんな場所にうんちが何日も放置されているのと同じ状態です。そして、悪玉菌が行うのは「腐敗」。

誤解を恐れずにいえば、便秘とはうんちが腐って毒を出しているのと同じです。

逆にいうと、**お通じは、人体最大のデトックスなのです。**

漢方では「下法《げほう》」といって、下剤成分を使って体内の毒素を出す方法もあります。

ただ、下剤を用いるような方法は一時的なもので、あくまでも毎日の自然なお通じがないことには、せっかく毒素を出す治療をしても、根本的な解決にはなりません。

便秘を解消しないままにどんなデトックスをしたとしても、すべての努力は無駄になってしまうのです。

漢方よりも古い歴史をもつインドの伝統医学アーユルヴェーダでは、昨日までのものが体の中に残っていると、おなかの中で腐って穢《けが》れになってしまうという考え方があります。そのため、食事の際にお通じをよくするために「サイリウム・ハスク」という食物繊維が豊富な食材を利用します。

食物繊維で便秘を解消する、体の汚れを取るということは、長い歴史の中で生まれた知恵でもあるのです。


ところが困ったことに、積極的に食物繊維をとるだけでは、一〇〇%の解決には至らないというひとが増えています。

胃腸の力が十分にあれば、食物繊維をとることで、そのままスムーズな排便につながります。しかし、胃腸の力が弱ってしまっているひとでは、せっかく食物繊維をとっても、上手に出すことができません。

手をこすり合わせてから、おなかに手を当ててみてください。

手とおなかのどちらが温かいでしょうか？

本来、内臓は安静時には全身の熱のほとんどをつくる場所。もっとも温かいはずなのです。もしもおなかのほうが冷たく感じるのであれば、内臓の働きが悪く、熱を生み出せていない状態だということです。

走ったり、運動したりすると体が熱くなるのがわかりますが、あれは筋肉が動いて熱をつくり出すからです。便秘で悩んでいるひとのおなかが冷たいのは、腸が動いていないためでもあります。そして困ったことに、腸が動かないと熱がつくれず冷える、冷えると腸の動きが悪くなるためますます冷える……という悪循環が出来上がり、負のスパイラルから抜け出せなくなってしまいます。

このおなかの冷えを取って、腸を動かすおすすめの方法が、「カイロサンドイッチ」です。これは、おなか側と背中側の二か所にカイロを貼って、腸を温める方法です。前後から同時にサンドイッチのようにカイロを使うことで、効果的に腸を温めることができます。

【「カイロサンドイッチ」カイロを貼る場所】

⦿おなか側「丹田《たんでん》」

おへそから指四本分下にあります。体の中央を走るラインと、腰の左右両側で一番出っ張った部分である腸骨を結んだラインの交わるところです。

⦿背中側「仙骨」

おしりの割れ目の上あたりです。骨盤の中央にある逆三角形をした骨です。

また、カイロサンドイッチは重要なツボを温めるため、温灸効果《おんきゅうこうか》も期待できます。

おなか側の丹田には、「関元《かんげん》」という重

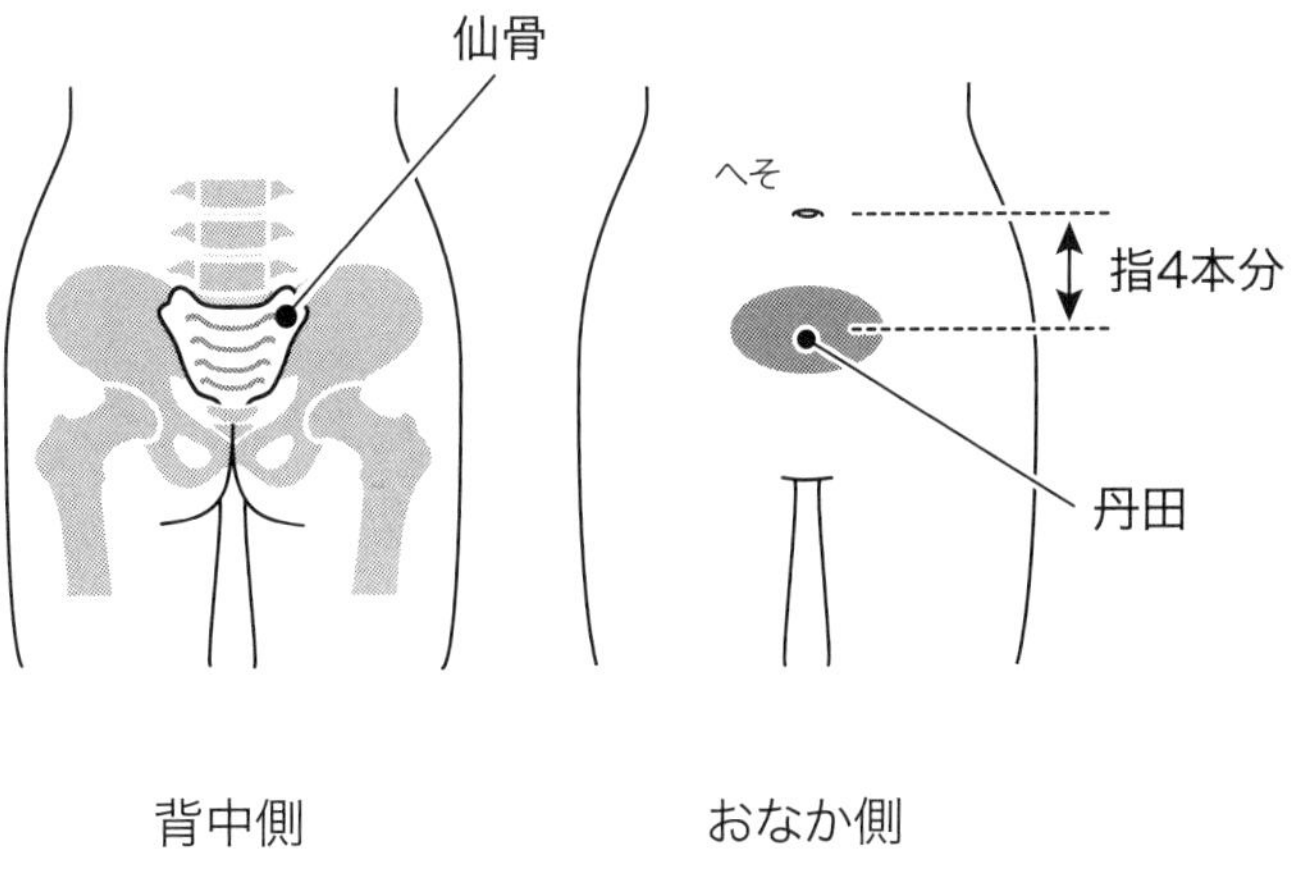

要なツボがあり、冷えや便秘はもちろん、婦人科系のトラブル、不妊、ＥＤ（勃起障害）などの改善や、老化予防といったさまざまな効果を発揮します。

背中側の仙骨周辺は、幸せゾーンと呼ばれるほど大切なツボが集中しています。

仙骨の上にある「八髎穴《はちりょうけつ》」は、全身の冷えを取り除き、婦人科系のさまざまな不調に効果があります。仙骨のすぐそばに位置する「小腸兪《しょうちょうゆ》」「大腸兪」は、その名のとおり腸の働きを高め、便秘、下痢を改善します。

また、仙骨と子宮は、仙骨子宮靭帯《じんたい》という靭帯で直接つながっているため、仙骨を温めることは子宮を効果的に温めることにもなるのです。

さらにうれしいことに、おなか側のツボには「募穴《ぼけつ》」といって急性の症状に素早く効く特徴が、背中側のツボには「兪穴《ゆけつ》」といってゆっくりと慢性の症状を改善していく特徴があります。

同時に温めることで短期的、長期的な効果両方を手に入れられるということです。

カイロサンドイッチの主目的は、内臓を温めることで腸の冷えを取り、便秘、下痢といった腸の不調を改善することですが、効果はそれだけにとどまりません。婦人科系のトラブルや冷えなどに悩まれているひとにとっては、一石二鳥、三鳥の効果があります。

低温やけどには十分注意したうえで、カイロサンドイッチで腸を元気にするだけでなく、さまざまな不調を同時に解決していきましょう。

また、昔はよく使われていた腹巻きは、まさにこのおなかと背中（腰）を温める効果を発揮する、女性にはとくに有用なアイテムです。腹巻きをふだんから活用するのもおすすめです。

食べたら出すという、あたりまえを取り戻す

「快食快便」という言葉があります。

繰り返しになりますが、もともと生命は、四十億年前の原始の海で一つの細胞から始まりました。その細胞が海から栄養をとり、老廃物を出すことで命をつないでいっ

たのです。動物の原点である腔腸動物《こうちょうどうぶつ》は、内臓は腸しかもたない「食べる＝生きる」という本能そのままを形にしたような生き物です。

「食べたら出す」。

このとてもシンプルで、何気ないこと。これこそが「生きる」ことです。おいしく食べて、気持ちよく出すというのは、健康の基本といっても差し支えないでしょう。

なぜ「食」をテーマにした本で「排泄《はいせつ》」についても取り上げたのか？

それは、「食べる」ことと「出す」ことが表裏一体で切っても切り離せないものだからなのです。

どちらかというと、栄養素やサプリメント、健康食品をプラスすることで健康を保とうという風潮が強くあります。ただ、日常の相談の中で圧倒的に多く拝見するのは、過剰な食のせいで体に負担がかかっている現状です。

ぼくは婦人科系を専門としているので、女性の相談を受けることがほとんどです。その方たちの体質をチェックすると血流不足の方が大半なのですが、その場合も、その根本的な原因は食べすぎによって胃腸に負担がかかり、結果的に必要な栄養素が体に入っていないことにあるといえるのです。


不足しているものを補おうとしても、胃腸が栄養素を吸収する力がない。

胃腸の力が弱っているので、老廃物を外に出せない。

そのことこそ、問題です。

胃腸は、血流の源です。胃腸の不調は、血流不足や血流汚染に直結し、全身のさまざまな不調を招いてしまいます。

その不調は、食がちょっとおかしくなったことで引き起こされています。だから、特別な治療法や薬を用いなくても、食を意識的に変えることで改善することができるのです。

まず、食べすぎをやめましょう。そして、しっかりお通じを整えましょう。毎日バナナのようなうんちがつるりと出て、ぷかぷか水に浮かぶことをめざしてください。


食べたら出す。

このあたりまえのことこそが、たっぷりきれいな血流をつくり、心と体の健康を支えているのです。

第四章

血流を整え汚染を防ぐ食材と食べ方

血流をたっぷりきれいにするのは食事の力

おいしくごはんが食べたい。

幸せにごはんが食べたい。

楽しくごはんが食べたい。


当然です！

「体にいい食事」というと、好物をがまんする必要がある、なんだかおいしくなさそう、という印象がありますが、決してそんなことはありません。

おいしくて、体にいい。

そして楽しんでいただく。

それが体にいい食事の本当の姿です。


おなかをすかせたときにいただく食事は、ぼくたちを本当に幸せな気持ちにしてくれます。「空腹は最高の調味料」ともいいますが、ぼくが夕食断食をおすすめしたり、空腹を大事にしようとお伝えしたりしているのは、健康のためだけではなく、何よりおいしくごはんをいただくためでもあります。

そして、おいしいだけでなくて、上手に食べるだけで健康になれるなら、なんてすてきなことでしょう。そもそも、おいしくないものばかりを食べていたら、幸せなんて感じられませんよね。

「医食同源」という言葉がありますが、実際に日々の食事こそがもっとも健康を守ってくれます。かつて中国の宮廷では、もっとも格式の高い医師は、病気の治療をする医師ではなく、食べ物で健康を守る食医だったといいます。

この章では、毎日でも使える、血流をたっぷりきれいにするための厳選食材をご紹介していきます。

自分自身を自分のための食べ物のお医者さんだと思って、上手に食材や食べ方を取り入れていきましょう。

キッチンには「七味唐辛子」という隠れた漢方薬があった

血流をつくる源である、胃腸。その胃腸を元気にするためにぴったりの食材が、ほとんどのお宅のキッチンにすでに常備されています。

それは、七味唐辛子。

約四百年前、江戸時代の初期に、漢方薬問屋と医師が多く集まっていた江戸の両国橋の西側で、七味唐辛子は誕生したといわれています。今では全国で広く使われ、そばやうどんを食べるときには欠かせない薬味の一つですが、実は胃腸のための漢方薬といえるほどの薬効があるのです。

七味の七種類の素材は地域によって異なりますが、創業が一六二五年ともっとも古い「やげん堀七味唐辛子本舗」さんのブレンドは、「唐辛子」「焼唐辛子」「粉山椒《こさんしょう》」「黒ごま」「陳皮」「けしの実」「麻の実」の七種類です。

七味唐辛子というくらいですから、唐辛子が主役に違いありませんが、この唐辛子を筆頭にほとんどすべてが胃腸のための生薬なのです。

唐辛子は中南米が原産地で、コロンブスのアメリカ大陸発見のとき、チリではインディオがけいれんや下痢の薬として使っていました。それがヨーロッパに持ち帰られて世界に広まりました。日本に渡ってきたのは意外と新しく、諸説ありますが、豊臣秀吉のころに漢方薬として伝わってきたといわれています。

この唐辛子のことを古くは「番椒」といって、江戸時代の生薬事典にも登場しています。そこには、「味辛性温毒ナシ宿食ヲ消シ結氣ヲ解キ胃口ヲヒラキ邪悪ヲ辟ケ腥氣諸毒ヲ殺ス」とその効能が書かれています。かんたんにいうと、「胃腸を温めて、ストレスを解消し、おまけにデトックス効果もあるよ！」という意味です。

唐辛子以外の成分も、胃腸を温めたり、食欲を増進したり、消化を促したりと、まさに七味唐辛子は胃腸の薬の集合体。

そして、あの刺激的な匂いには、鬱々とした気持ちを晴らし、ストレス解消もできるという働きがあり、さらに、唐辛子に含まれるカプサイシンには血流をよくする効果もあります。

血をつくる胃腸を元気にし、さらに血流そのものまで改善してくれる七味唐辛子。現代の日本人にぴったりの助っ人といっても過言ではありません。

ちなみに同じ七味唐辛子でも、関西と関東では味わいがまったく異なります。関西では風味を大事にするので、関東のものに比べて山椒の香りが強いのが特徴。この香りは気持ちを軽くすることにつながるので、ストレスを感じやすいひとにより向いています。

とくに、七味唐辛子をとることを強くおすすめしたいのは、薄毛の方です。

実は、「世界21の国と地域の成人男性薄毛率調査」の結果をかつらメーカーのアデランスが発表しているのですが、日本は十四位でした。

欧米人よりもアジア人のほうが薄毛になりにくいようですが、その中でも圧倒的に薄毛率が低いのがインド。これはスパイスの使用量が多いことが関係しているともいわれています。逆に薄毛と相関性が高いとされているのはビールと肉食。先ほどの調査では、もっとも薄毛率の高い国はチェコで、ビールの消費量も世界一です。

実は、唐辛子に含まれるカプサイシンには血流をよくする効果があり、さらに育毛効果も期待されているのです。せっかくですから、日頃からとるに越したことはありません。

漢方では、「髪は血のあまり」であるといわれていて、血流の不足が薄毛につながってしまいます。これは、男性だけでなく女性も同様です。

七味唐辛子で胃腸を元気にして血流を増やし、さらに唐辛子のカプサイシンで育毛効果を得る。こんなすてきな調味料がキッチンに隠れていたとは！

あまり使わないまま消費期限切れを迎えてしまうことも多い七味唐辛子ですが、ひそかに強力な薬効を秘めていますから、ぜひ、日々の料理に取り入れてみましょう。日常的に七味を使うシーンがそばやうどんを食べるとき以外に思いつかない、というひともいるかもしれません。

そんなひとにおすすめの使い方は、みそ汁にちょっとふりかけること。七味とみそが意外とマッチして、おいしいのです。また、チリパウダーの代わりにパスタやポテトサラダの隠し味に使っても、料理の味がいっそう引き立ちます。

大量に使う必要はまったくありませんので、ちょっと胃腸が元気ないなぁ、食欲がいまいちだなぁというときには、ぜひ活用してみてください。血流にとって、すてきな応援をしてくれるはずです。

玄米と雑穀で、心も体も整える

白いごはんを、玄米や雑穀に変えてみませんか?

漢方や薬膳の世界では、気を補い、血を増やす食材とされているのが玄米や雑穀です。伝統的な長寿食としても広く知られています。

炭水化物抜きや低糖質ダイエットが流行《はや》っているので、「炭水化物をとると太りそう」と思うひともいるかもしれません。最近は何かと悪者にされがちな炭水化物ですが、決してそんなことはありません。

もともと生物は、糖(炭水化物)を利用することによって発展してきました。とくに人間の進化の歴史をみると、果物や穀物を食べるようになったことで脳が大きくなり、進化したことがわかっています。

ハーバード大学の研究でも、糖質を極端に減らしてタンパク質が中心の食事を続けると、心筋梗塞や脳卒中の危険性を高めることが発表されています。また、糖質の代わりにタンパク質や脂質を多くとるようになると、腎臓に負担がかかったり、動脈硬化が進んだり、認知症になりやすくなったりするともいわれています。

一方で、食事中の炭水化物の割合は六〇％以下がよいことがわかっています。全体の六〇・八％以上になると死亡率が上昇することが臨床医学誌『ランセット』で報告され世界に衝撃を与えました。ただし、糖質摂取量を大きくしぼる糖質制限はすすめられていません。

一時的で極端な糖質制限であれば、短期的なダイエットにある程度の効果はありますが、長期間続けると、健康を考えるうえでは逆効果になってしまいかねません。

人間本来の食生活からずれた極端な食事をする健康法を続けていると、やっぱり無理が来てしまいます。炭水化物、タンパク質、脂質の三大栄養素をバランスよくとることがとても大切です。

多くの方がふだん食べているお米は、白米だと思います。白米は玄米からぬかと胚《はい》芽《が》の部分を取り除いたもので、ほとんど糖質（でんぷん質）しか残っていません。それに対して玄米にはたくさんの栄養素が含まれています。玄米から栄養がある部分をあえて捨ててしまっているのが白米です。

「粕《かす》」という漢字は米に白いと書きます。粕を辞書（『大辞泉』）で調べると、「よい所、必要な部分を取り去ったあとの残り」という意味ですが、これを見たときに、まさに白米のことだなぁと思ってしまいました。

玄米にはビタミン、ミネラルが豊富に含まれ、完全食品といわれるほど栄養のバランスがとれた食品です。とくに食物繊維は白米に比べると五、六倍も多く、一食を白米から玄米にするだけでも、かなり多くの食物繊維をとることができます。

そのため、腸内細菌の善玉菌を増やすのにも大変適していて、きれいでたっぷりな血流を実現するためには非常によいのです。第三章でご紹介した食物繊維の効果を最大限に生かすために、日本人にこれほど適した食材はありません。

玄米食にするとお通じもよくなるため、食べるデトックスといってもよいでしょう。

一点だけ気をつけてほしいのは、胃腸が弱い方が玄米食に変えると、一時的におなかの調子が悪くなることがあることです。これは、よくかんでいないために胃腸に負担がかかっている、もしくは豊富な食物繊維が入ってきて腸内の悪玉菌が善玉菌と入れ替わるのが原因の一時的な変化です。また、本来だったらお通じがよくなるはずですが、便秘になってしまうというのも、水分やかむことの不足が原因です。

玄米を食べるときは、一口につき三十回以上、よくかむことを意識してください。また、玄米がゆにするなど、あらかじめ消化しやすい状態で食べてみましょう。

ちなみにインターネットなどでは、玄米を食べると貧血になるという誤った情報が広まっていますが、安心してください。そんなことはありません。

玄米などの精製されていない穀物には、フィチン酸という成分が含まれています。この成分は鉄分や亜鉛などのミネラルとくっついて体外に排出してしまうので、健康によくないといわれていたのです。

しかし、これはまったくの逆でした。アメリカのアイオワ州立大学などでの研究結果により、フィチン酸には貧血の予防効果があり、鉄分不足の女性にとって強い味方だということがわかっています。また、このフィチン酸をとるとがん予防につながるという研究報告も多数あり、健康に対して大きな効果があることがわかってきたのです。日本人が昔から食べてきた玄米には、大きな可能性が秘められていました。

奈良県明日香村にあるとある神社にお参りに行ったときのこと、宮司さんからこんなお話を聞きました。

「日本の古い国名を『大和』といいますが、なぜこんな字を書くと思いますか？　和という字は、禾《のぎ》に口と書きます。禾というのは稲や稗《ひえ》、黍《きび》といった五穀が実った穂の姿を示しています。禾を口にする。つまり、穀物を食べる幸せな状態を示したのが、和むという漢字の起源です。そして、大勢の人々が飢えることなく食べているという状態を『大和』としたのですよ」

大和の由来には諸説ありますが、日本人が古来、稲作を大切にし、五穀豊穣《ごこくほうじょう》を願ってきたことを思うとすとんと腑《ふ》に落ちました。

十一月二十三日は勤労感謝の日ですが、これはもともと古くから伝わる新嘗祭《にいなめ》が起源です。新嘗祭とはその年の収穫を神様に報告し、感謝するお祭りです。現代でも宮中では天皇陛下が実った穀物を神様にすすめ、自らも召し上がる祭事が行われます。ぼくの地元の出雲大社では献穀祭《けんこくさい》といって、もっとも大切なお祭りの一つにあげられます。

そのくらい、日本人は昔から穀物を大切にしてきたのです。また、お米以外の稗、粟《あわ》、黍といった雑穀もよく食べられていました。

精米の技術が高くなかった当時のひとが食べていたのは、白米ではなく玄米でした。**かつての食事を取り入れ「大きく和む」ことで、たっぷりきれいな血流を手に入れ、心も体も整えていきましょう。**

お酒だってやめずに楽しんで大丈夫!

お酒は血流によいか、悪いか。

とてもよくされる質問です。

ただ、たとえ「悪い」と答えたとしても、質問された方の行動はほぼ変わりません。お酒が好きな方は、まずやめられません。

ぼく自身もお酒は好きです。そして、飲んでいても血流がよい状態です。

血流のために、無理にお酒をやめる必要はありません。

「酒は百薬の長」という言葉がありますが、昔からお酒の力は治療に生かされてきました。お酒を飲むと顔色がよくなったり、体がポカポカするのを感じたりするひとも多いでしょう。

まさにこれは、全身の血流がよくなっているサインです。

漢方では、薬用酒も広く健康のために飲まれてきました。これはお酒が本来もつ力を期待しているのに加えて、アルコールに生薬を漬け込むことで有効成分を取り出し吸収しやすくする狙《ねら》いもあります。

日本ではあまり知られていませんが、漢方薬の中には「酒服」といって、お酒で飲むことで効き目を発揮するものもあります。アンチエイジング漢方の王様ともいえる「八味地黄丸《はちみじおうがん》」がその代表です。

なぜお酒で飲むことになっているかというと、胃腸を元気にするためです。胃腸の弱りが老化を引き起こす一因となっているため、お酒で胃腸の働きを高め、漢方薬をしっかりと吸収させるのです。

どちらかというとお酒は、滋養強壮、虚弱体質の方の体質改善に使われてきました。お酒を飲むと食欲が出る効果を狙ってのことでもあったのでしょう。

お酒を飲みつづけることで胃腸の力が強くなることは、現代医学でも立証されています。

胃では消化を助けるガストリンというホルモンが分泌されます。ガストリンは胃酸の分泌を盛んにしたり、タンパク質を分解する酵素に変化する物質の分泌を促進したりします。アミノ酸やアルコールに反応してガストリンは分泌されるのですが、ガストリンが多量に持続的に、反復的に放出されると、だんだんと胃が元気になってくるのです。

世界中で食前酒の習慣があったり、食事中にお酒を飲んだりするのは、まさにこの胃腸を元気にする働きにかなったものです。

胃腸が弱くて食が細い、食べても栄養になりにくいという血が足りない体質の方は、毎日少量のお酒を飲むようにすると、胃腸が元気になり、消化吸収力が高まります。そして、元気な血流がつくられるようになるのです。

とくにやせ型で体重が増えなくて悩んでいる方には、手軽な体質改善法として、薬用酒を夜、少ない量で続けてみることをおすすめします。

お酒の種類では、残念ながらビールはあまりおすすめしません。冷えた水分をたくさんとることになってしまうため、胃腸の弱い日本人にはあまり向いていないお酒なのです。

とくに、冷えがある、むくみやすいといったタイプの方は、要注意です。ビールは「水毒」といって体の中の水分が過剰な状態をつくってしまい、不調の原因になったり、冷えを悪化させたりしてしまいます。中国や台湾などでは、冷えたビールが出てくることはなくぬるいビールが主流ですが、体を冷やすものをとらないという昔ながらの習慣が生活に根づいているからでしょう。

おすすめしたいお酒の代表は、やはり日本酒。

日本酒には、アデノシンという成分が非常に多く含まれます。その量は同じ日本のお酒である焼酎の約十倍にもなります。

このアデノシンは強力な血管拡張物質で、とくにストレスによる血管収縮が抑えられるのです。そのため日本酒は他のアルコールよりも長く体温を高く保つことができるともいわれています。日頃ストレスで血行が悪くなりがちな方は、お酒の席では日本酒を選ぶとよいでしょう。

お酒を飲むことは、古くからの習慣でもあり、健康増進のために培われた漢方の昔からの知恵でもあります。奈良時代ごろまでは、お酒は神様とともに楽しむものでした。神事が暮らしの中に溶け込んでいて、神事のあとには直会《なおらい》をしお酒を飲んでいました。酔ってふだんとは違う感覚を得ることで、神様との一体感を高めていたのでしょう。

そう考えるとお酒をいただくことは、血流をよくするためだけでなく、心のエネルギーのためにもとてもよいことだと感じませんか？


日本の風土で育《はぐく》まれ、気と血を補うお米からつくられる日本酒は、まさに身土不二《しんどふじ》。

日本人にぴったりのお酒ともいえます。

もう一つ、おすすめしたいお酒はワイン。

赤ワインに含まれるポリフェノールが健康にいいということは有名ですが、ここで紹介したいのは、腸内細菌への効果です。赤ワインを適量、毎日飲む習慣がビフィズス菌などの善玉菌を増加させることがスペインの聖母ビクトリア大学病院の研究で報告されています。

腸内細菌もポリフェノールが大好きだったのです。

もちろん、お酒が苦手なひと、飲めないひとが無理をして飲む必要はありませんが、**血流不足の方が血を増やして、血流をよくするためには、ほどよいお酒はとても効果的なのです。**

人間の幸せプログラムは、だしで発動する

ついつい食べすぎてしまったり、糖分や脂肪分の多い食事をしたりしてしまう。
その結果、胃腸は荒れ、血流は汚れ、結果的に毎日体調不良になってしまう……。
でも、わかっていてもやめられない。
そんな状況に苦しむひとも少なくありません。
その問題を解決してくれる強力な助っ人は、日本の伝統的な和食にありました。
それは、「だし」。

「だし」を上手に使うことで、生まれながら人間に備わった幸せプログラムが発動し、暴飲暴食の問題を解決に導いてくれるのです。

人間の体をつくっている重要な成分であるタンパク質や、体を動かす燃料になっている糖質は、毎日摂取する必要があります。もしもそれらを含む食品がおいしくなかったり、食べることに苦痛を感じたりするようなものなら、食べたくなくなってしま

いますよね。そのため、生命の仕組みはとてもうまくできています。

体に必要なものをおいしく感じるように。

生きるために必要なことに、体が快楽を感じるように。

そして、自然と必要なことをするように生まれながらにプログラムされ、生命は進化してきました。だから、人間は食べたいし、食べるとおいしさや幸福を感じるのです。

十八世紀に生きたフランスの美食家、ブリア-サヴァランは、こんなことを言っています。

「造物主は人間に生きるがために食べることを強いるかわり、それを勧めるのに食欲、それに報いるのに快楽を与える」（『美味礼讃（上）』ブリア-サヴァラン著　関根秀雄戸部松実訳　岩波書店より引用）

まさに、人間の行動の本質を言い当てているといえるでしょう。

そんなぼくたち人間が食べたときに幸福感を得るのが、糖の「甘み」とタンパク質の「うま味」、そして脂肪分です。甘みやうま味、脂肪分を感じたときに、動物の脳では「幸せプログラム」が発動します。その正体は脳の報酬系と呼ばれる「ドーパミン神経回路」。この神経回路が働くと、幸せな満足感を得られるという仕組みです。

実は、麻薬や覚醒剤《かくせいざい》への依存も、この脳の報酬系を化学的に強烈に刺激することで引き起こされています。糖の甘みや脂肪分が魅力的でなかなかやめられないのは、この麻薬にも似た誘惑プログラムがぼくらの体に仕組まれているからです。

食べることがやめられないのも、当然といえば当然なのです。

ごはんをよくかむと、甘みを感じます。唾液によってお米の中のでんぷんが麦芽糖に分解され、その麦芽糖を甘みとして感じるのです。

太古の昔には砂糖なんてものはありません。甘みを感じるためには、お米などの穀物はよくかまなければいけませんでした。おいしく感じるために、人間は喜んでかんでいたのでしょう。

また、うま味は、タンパク質の味です。ただ、実際にはタンパク質そのものにはまったく味がありません。味がなければ、食べようと思いませんよね。

その代わり、ひとはタンパク質が分解されたときのアミノ酸をおいしく感じるようにできています。煮たり、焼いたりして火を通すとお肉がおいしくなるのは、タンパク質が分解されてアミノ酸になるためです。

肉汁がじゅわーっと染み出たハンバーグや焼肉を食べると幸せな気持ちになりますが、これはお肉のうま味が脳にドーパミンをドバドバ出させているためです。

食べているだけで幸せ感が満載になってくるので、ケンカしたり、もめたりしたあとの仲直りには、焼肉がおすすめです。

人間の体は、うま味のシグナルにとても敏感です。

うま味を代表するアミノ酸といえばグルタミン酸やイノシン酸ですが、『だしの神秘』（伏木亨著　朝日新聞出版）によると、一〇〇㎖中にグルタミン酸五〇㎎とイノシン酸二〇㎎あれば、料亭のだしと同じくらいのうま味を感じることができます。ごくわずかな量ですが、人間のうま味に対する感受性はとても強いのです。

それに対して、糖には鈍感です。市販のジュース一〇〇㎖中には、砂糖はだいたい一〇g入っています。㎎に換算すれば一万㎎！　うま味のもとであるアミノ酸（グルタミン酸やイノシン酸）の数百倍にもなります。

甘みはたくさんとらないと満足できませんが、うま味は少しの量で満足感が得られます。だしを上手に使えば、糖分をたくさんとらなくても、幸せ感や満足感が得られるため、食事のコントロールが自然とできるようになるのです。

しかもうれしいことに、余分なカロリーがつきまとってしまう糖分と違って、だしにはほとんどカロリーがありません。種類によっても異なりますが、一〇〇㎖で約七キロカロリーと、ほとんど気にしなくてよいのです。

昆布だし、かつおだし、いりこだし、しいたけの戻し汁……。さまざまなだしがありますが、**もっともうま味が強く、幸せプログラムを発動させやすいのは、かつお節と昆布を使った合わせだしです。**

これは、昆布に多いアミノ酸系のうま味（グルタミン酸）と、かつお節に多い核酸系のうま味（イノシン酸）が、相乗効果を発揮するためです。

それぞれの単独の味わいに比べて七倍もの相乗効果があるといわれていますから、合わせだしには単独のだしの七倍の幸せ実感効果があるといってもよいでしょう。

いざ作るとなると、難しい、面倒くさいというイメージがあるだしですが、やってみると意外と手軽でかんたんです。

それでもハードルが高いという場合は、水出しでだしをとるのもおすすめ。火にかけて作るときと同じ分量の昆布と削りがつおを水につけ、冷蔵庫で一晩置くだけです。いろいろ試してみて、お気に入りのおいしい合わせだしを作ってみてくださいね。

食事のコントロールができないのは、脳の幸せプログラムを動かすのに、糖分や脂肪分に頼って強制的に動かしているからというのも大きな原因です。

脳が幸せを感じてくれれば、無駄な暴飲暴食をしたり、ストレス解消のために甘いものや脂肪の多いものに手を伸ばしたりすることがぐっと減ります。食べることへの罪悪感も減り、本当に体が必要とするものだけを食べたくなるのです。

すると、胃腸が汚されることもなくなり、自然と血流もきれいでたっぷりに変わります。

無理はしない。

がまんもしない。

それは精神論ではなく、ひとの体に備わった仕組みを上手に使っていくことです。

だしを使っておいしく楽しく、幸せプログラムをどんどん発動させていきましょう。

日本人だけが消化できる海藻の力で血流を浄化する

前の項でご紹介しただしをとるときに使う昆布ですが、そのまま食べることでも多くの効果が得られます。そして昆布を食べることの効果を十分に発揮できるのは、海に囲まれ、海の恵みを太古の昔から生活に取り入れてきた日本人ならではです。

世界中でぼくたち日本人だけがもつ特殊能力といっても過言ではないもの。

それは、昆布などの海藻を消化する力です。

「えっ？　そうなの!?」

と、驚かれたかもしれませんが、海藻を消化できるのは、実は日本人だけといわれているのです。

海藻に含まれる炭水化物を消化するには、ポルフィラナーゼという酵素が必要です。この酵素はバクテロイデス・プレビウスという細菌がつくっているのですが、ポルフィラナーゼを生み出す遺伝子をもつバクテロイデス・プレビウスはなんと、日本人の腸でしか見つかっていません。そのため、研究者の間では「スシ・ファクター」とも呼ばれています。

この海藻を消化する酵素をつくる遺伝子は、海藻と共生している細菌がもっていたものです。もともと日本人も含め、人間の体には海藻を消化できる腸内細菌はいませんでした。

しかし、長い年月、日本人が海苔《のり》やひじき、わかめ、寒天などを食べつづけたことで、いつのころからか日本人の腸内にいるバクテロイデス・プレビウスが、海藻共生菌の遺伝子を取り込んでいたということがわかってきたのです。これは、フランスでの遺伝子解析などの結果、明らかにされました。

海の恵みをさらに生かすために、日本人とともに進化した腸内細菌がいるというのは、なんだかうれしいことです。そして、そんな腸内細菌を生み出してくれたご先祖さまに感謝したくなります。

海藻は、食物繊維の宝庫です。

乾燥させると全体のなんと四〇～六〇％が食物繊維。他の食材に比べて群を抜く驚きの含有量です。

しかも、陸上の植物とは異なり、多彩な種類の食物繊維をもっています。とくに、海藻のヌメヌメ成分には水溶性食物繊維が豊富で、それには腸の掃除をする、免疫力を高めるなどの働きがあります。

人間の体にとって非常に有益で、血流の浄化に直結するのです。

たとえばヌメヌメ成分の一つ、アルギン酸はいろいろなものをくっつけて体外に出してくれる強力な掃除屋です。塩分を吸着して体外に出すので、とくに食塩のとりすぎで高血圧になりやすい方は、積極的にとるとよいでしょう。

コレステロールも包みこんでそのまま外に運び出してくれるので、コレステロールが高めの方にもおすすめ。

アルギン酸は、不要なものを外に出してきれいな血流を保ってくれるのです。

がんに効果があるなど、免疫力を向上させるといわれているフコイダンも、海藻のヌメヌメ成分です。

漢方では、海藻は生命力を高めるとされてきました。食物繊維だけでなく、ヨウ素やカルシウムといったミネラル分も豊富です。昔のひとは、海藻の体へ与えるよい効果を経験的に知っていたのでしょう。

また、現在ではほとんど使われなくなりましたが、日本古来の民間薬で「まくり」というものがあります。これは、海人草《かいにんそう》という海藻からつくられたもので、「胎毒下し」として使われていました。

赤ちゃんは生後すぐに緑がかった黒っぽいうんちをします。これはお母さんの胎内にいたときに飲んだ羊水や腸液が便として出てくるものです。赤ちゃんは胎内にいる間はうんちをしません。いってみれば、お母さんのおなかの中にいる間にたまった老廃物の塊が胎便（胎毒）なのです。

科学的な根拠に基づいているわけではありませんが、この胎毒が出ないと、ひどい夜泣きやアトピー、アレルギーなどを起こしやすいともいわれています。西洋医学的には生後一日から数日のうちに胎便が出ないと、新生児黄疸のリスクになると考えられています。

そのことを知ってか知らずか、昔のひとは胎便を「胎毒」と呼んで、まくりを使って早く胎便を体外に出そうとしたのです。

海藻の一種がそんなふうに腸をきれいにする働きをもち、古くから活用されてきたということには非常に興味深いものがあります。

古来、海藻をたくさん食べてきたおかげで日本人だけがもつ、海藻を消化する能力。

日々の食生活にたっぷりと取り入れて、腸をきれいにし、そして血流をきれいにする海藻の力をしっかりと生かしていきましょう。

冷え症に生のショウガは逆効果！

冷えを取る食材というとショウガが思い浮かびますが、実は胃腸の健康のためにもとても効果的です。

ショウガは熱帯アジア原産で、四千年以上前から香辛料として使われてきた長い歴史をもちます。中国でも、紀元前五〇〇年ごろ、孔子が毎食ショウガをとることをすすめていたという記録があります。日本に伝わったのは三世紀ごろ。当初はもっぱら薬用とされ、食用に広く使われるようになったのは江戸時代になってからです。

古代から世界各地の伝統医療で、ショウガは重要な役割を果たしてきました。「ジンジャー」はサンスクリット語に由来し、古代インドでは万能薬として用いられました。古代ギリシャやローマでは消化促進剤として紹介され、中世ヨーロッパでも珍重されました。

もちろん漢方でも、紀元前四世紀にはすでに「きわめて重要な薬草」とされていたという記録があり、現代の漢方薬の処方の七〇％に使用されるともいわれます。

ひとの健康のために活用されてきた長い歴史のある、こんなにすごい食材、ショウガ。手軽に利用できますから、活用しない手はありません。

ただ、上手に利用するためには、ショウガは生か乾燥かで薬効がまったく異なることを知っておいてください。

生のショウガは「鮮姜《せんきょう》」、生をそのまま乾燥させたものは「生姜《しょうきょう》」、一度蒸してから乾燥させたものは「乾姜《かんきょう》」というように、呼び名も変わります。

漢方では、ショウガを生か乾燥かで厳密に使い分けています。

これは、生のショウガに多く含まれる薬効成分ジンゲロールが、加熱することによってショウガオールに変化するということが理由です。


すりおろしたショウガを食べると、辛味とともにピリッとした感じや、スッとした感じがすると思います。これは、生のショウガに多く含まれる重要な薬効成分ジンゲロールの効果です。

食欲を増進させ、そのうえ殺菌効果があるので、食中毒の予防にもつながります。弱った胃腸を一時的に強くするためには、とても効果的です。

また、風邪の初期などにショウガ湯を飲むことがありますが、これは生のショウガがもっている体の表面の血管を広げて発汗させ、寒さを追い出す「散寒解表《さんかんげひょう》」という薬効を利用しています。この散寒解表の働きで、引きはじめの風邪を一気に治そうとするのです。

ここで気をつけたいのは、生のショウガを毎日続けて使うことです。生ショウガのもつ散寒解表という薬効は、体の表面から発汗させ体温を体の外へ放つことで発揮されます。そのため長期的にとりつづけていると、体の中心の体温が奪われ、逆に冷え症が悪化してしまうこともあるのです。

冷え症のひとが、生ショウガを毎日とるのはおすすめしません。

一方で、加熱乾燥したショウガには、ショウガオールという成分が多く含まれるようになります。こちらの薬効は、体を中心部からじんわりと温めることです。長く使うことで胃腸の働きを高め、冷え症を改善していく効果が非常に高くなります。

漢方の処方では、胃腸を温めることでさまざまな症状が改善することを狙《ねら》って、乾姜を配合します。

腸にはくまなく走る血管がありますが、その血管に血液がたっぷり流れることによって、腸はしっかりと働くことができます。しかし、この血流が悪くなると、胃腸の働きは低下します。胃腸の働きが低下して動きが悪くなると、熱が生み出せず冷えが起こり、冷えのためにますます血流が悪くなるという悪循環が始まります。この悪循環に陥ってしまうと、なかなかそこから抜け出せないのです。

実際に実験によっても明らかになっているのですが、乾姜を含む漢方薬が腸に届くと、血管拡張性ペプチドという成分が放出され血管を広げてくれるのです。その結果、胃腸の血流が改善し、冷えを根本から解決することができます。

長年の経験と最新の研究による実験データのおかげで、乾姜が配合された漢方処方は、手術後のおなかの働きをよくするために積極的に使われるようになりました。病院での漢方処方の中でもトップの売上を誇っているほどです。


風邪の初期や一時的な食欲不振の改善には生のショウガが効きますが、慢性的な胃腸の弱りや冷え症には、乾燥ショウガが断然おすすめです。


自宅でショウガを蒸して乾燥させるのはちょっと手間がかかって大変ですが、スライスして天日乾燥させると、同じような効果を得ることができます。太陽の光によってショウガが加熱され、このときジンゲロールがショウガオールに変化するためです。

天日乾燥させたショウガは、紅茶などに入れて飲むのがおすすめ。

毎日続けて飲むことでおなかを中心から温め、胃腸の働きをよくすることを助けます。

もちろん、普通のショウガを料理にたっぷり使うのも効果的。加熱する料理に使うことで、ショウガオールが増えます。

ショウガに含まれる成分はその他にもたくさんあります。漢方では、一種類の成分の薬効だけに頼るのではなく、さまざまな成分がお互いに影響を与えあって効果を発揮するのを利用しているのです。

漢方薬での治療でも、冷え症や胃腸の弱りの改善にはショウガは欠かすことができない重要な生薬です。食材として上手に生活の中に取り入れることで、きれいな血流をたっぷりつくっていきましょう。

血流のためには、甘いものは食後に食べなさい

あなたは、間食をしていますか？

十時のおやつや十五時のお茶。仕事が終わってからカフェに立ち寄ったり、ごほうびにケーキを買ったり。あるいは、寝る前のアイスクリームが習慣という方もいるでしょう。

漢方にとって甘みというのは、胃腸を元気にする味です。また、血流にとっても甘みをとると血がつくられるとされており、大切にしたい味です。

ところが、この甘みは胃腸や血流にとって大きな効果があるだけに、諸刃《もろは》の剣でもあります。とりすぎると今度は胃腸や血流への負担が大きくなってしまうのです。

効果が高いだけに、副作用も大きい。漢方の医学書には「甘傷肉」という言葉があるのですが、これは過度の甘さによって肉体の働きが傷つけられてしまうことをさしています。

まさに、現代医学で解明されつつある病気の仕組みを示しているものです。

甘いものを食べすぎて血流の中に糖が過剰にある状態が続くと、体内のタンパク質が糖と化学変化を起こして、ＡＧＥという強力な毒素に変化してしまうことがわかってきたのです。

この糖とタンパク質の変化によって生まれる「スイーツ毒素」ともいえる物質が増えると、内臓脂肪が悪玉化し、血糖値がますます高くなっていきます。すると、さらにスイーツ毒素が増えることになり、恐怖の汚デブスパイラル、生活習慣病へ真っ逆さまに落ちていくことになるのです。

若さや美しさを保つのに欠かせないコラーゲンもタンパク質の一種なのですが、このコラーゲンもスイーツ毒素に変化してしまいます。するとお肌の弾力は失われ、たるみやシワ、またシミも増えていきます。

弾力が失われるのはお肌だけにとどまりません。

コラーゲンは血管の中にもあって、血管の柔らかさ、しなやかさを保っているのですが、スイーツ毒素化すると、血管をカチカチに変化させ、動脈硬化をつくり出します。そのことが、脳梗塞や心筋梗塞にもつながるのです。

意外なところだと、骨粗鬆症《こつそしょうしょう》にもかかわります。コラーゲンは骨をつくる成分の一つなのですが、骨のコラーゲンがスイーツ毒素になってしまうと、カルシウムが溶け出して、骨がもろくなります。せっかく骨粗鬆症のお薬やカルシウムを一生懸命とっても、台無しになってしまいます。

加えて白内障も、このスイーツ毒素と密接にかかわっています。

光を調節するレンズのような役割を果たしている水晶体は、クリスタリンというタンパク質でできていますが、こちらも糖と反応してスイーツ毒素に変化してしまいます。さらに困ったことに、水晶体のクリスタリンは一生涯同じものを使っていますから、一度毒素になったからといって、新しくつくり変えることはできません。

甘いものを食べつづけるとこのスイーツ毒素がたまっていく一方となり、白内障へと向かってしまうのです。

そしてとどめに、アルツハイマー病です。

脳内のタンパク質が変化してスイーツ毒素になった一部が、アミロイドβという物質となって、脳の神経細胞を壊滅させていってしまうのです。

じゃあ、甘いものなんて食べられない……。

こう思った方も多いかもしれませんが、ぼく自身、甘いものが大好きなので、そんなことにはとても耐えられません。

無理です。

甘いものは、おいしいのです。

では、どうしたらいいのでしょうか？

恐怖のスイーツ毒素ですが、発生を予防することができます。

このスイーツ毒素は、一定の条件がそろうとつくられてしまうことが判明しています。

実は、血流中の糖が多ければ多いほど、そして、その状態の続く時間が長ければ長いほど、スイーツ毒素が大量発生しやすいのです。

つまり、予防はかんたん。

甘いものは食後のデザートとして食べればいいのです。

一日三食に加えて間食を頻繁にしてしまうと、血流中の糖が多い状態が長く続いてしまいます。すると、間食をしたその分、スイーツ毒素が大量につくられることになります。

それが、食後にデザートを食べるようにすると、すでに食事で血糖値が上がっている状態なので、スイーツによる血糖値上昇の影響は小さくてすみます。そして、スイーツ毒素の発生を最低限に抑えられるという仕組みです。


甘いもの、スイーツ断ちをしろと言われるとなかなかできませんが、間食の代わりに食後のデザートとして食べる、ということならできそうだと思いませんか？

大好きな甘いもの、スイーツも、間食ではなくデザートとして食べれば、その害を抑えることができるのです。

甘みそのものは胃腸の味方ですし、血を増やすもとにもなってくれます。

そして何より、スイーツを食べたときのあの幸せな、癒《いや》しの力……。

いいとこ取りしちゃいませんか？

間食をやめてデザートに甘いものをいただけば、スイーツ毒素の発生を抑えることができます。血流を「スイーツ毒素」まみれにしなくてすむのです。

たったそれだけで、メタボ、生活習慣病や動脈硬化による脳梗塞、心筋梗塞、骨粗鬆症、白内障、アルツハイマー病が予防できるというすばらしいメリットを得られます。美容面でも、「スイーツ毒素」によるシミ、シワ、たるみから逃れることができるのです。

ただ、もう一点だけ甘いもので注意してほしいことがあります。

個人的には「〇〇を食べてはいけない」ということを言うのは好きではないのですが、それでも「血流汚染」を考えたとき、ふだん手に取る「甘いもの」の中に、二つの食べてはいけないものがあるのです。

それは果糖ブドウ糖液糖と人工甘味料（サッカリン、スクラロース、アスパルテーム）です。

果糖ブドウ糖液糖は天然甘味料という顔をしていますが、ちっとも満腹にならないため食欲のブレーキが効かず、さらに脂肪になりやすいというやっかいなしろものです。そのうえ、腸内環境まで悪化させてしまう、恐ろしい添加物です。

ちなみに、天然の果物の場合は、たっぷりの食物繊維もあり、果糖が含まれていても十分に健康的な食べ物ですので、安心して食べてくださいね。

また、人工甘味料を常用していると、こちらも腸内細菌のバランスが異常を起こしたり、血糖値が高くなったりする傾向があることもわかっています。

果糖ブドウ糖液糖も人工甘味料も、どちらも天然には存在しない物質であるため、自然界に存在する「甘いもの」とは別物で、体への影響がまったく違ってきてしまうのです。

せっかく自分を癒すためにとるのですから、なるべく自分の体を傷つけないものをとりたいですよね。

ぜひ甘いものの内容にも気をつけたうえで、間食をやめ、食後のデザートとして甘いものをいただきましょう。

それだけでスイーツ毒素の発生を防ぎ、血流汚染を防ぐことができます。

あ、もちろん食べすぎないようにしてくださいね。

第五章

血流は四季のめぐりと恵みで整える

季節ごとの流れに乗るようにすると、心身が整う

ひとの体は、四季の移り変わりに合わせて、ホルモンバランスや自律神経を調節しています。夏にエアコンの温度を二十二度にすると涼しいのに、冬に二十二度だと暖かく感じるように、季節の変化に合わせてひとは体も変化させています。

漢方の考え方の根本は、自然のリズムとひとの体を調和させることにほかなりません。病気になってからあわてるのではなく、ふだんの生活や食事を四季と合わせて、いつ、どんなことに注意したらいいのかを知識として積み上げているのです。

また、ひとの体の仕組みや働きを大きく五つの臓器、つまり「肝」「心」「脾《ひ》」「肺」「腎」に分類することで、どの臓器がどの季節に弱く、どの季節に気をつけたらいいのかということも体系立てられています。

現代医学の視点からみても、非常に理にかなっていて、深く知れば知るほど、うなるようなことがたくさんあります。

秋になると風邪をひきやすくなる。
冬になると冷え症がひどくなる。
夏になると熱中症になるひとが増える。

こんなふうに、あたりまえのように感じることもあります。

春には自律神経が乱れがちになる。
冷え症は夏に対処しないとよくならない。
不妊を改善するには冬が大事。

こんなふうに、「え？」と思うようなこともあります。

これは体の働きがいつ順調で、いつ逆境になるのかを示しています。
ただ不調を嘆くより、季節に合わせた体の変化をうまく利用することで、ずっと楽に不調を改善できますし、自分自身のバイオリズムを整えることができます。

追い風に乗って走るのは楽ですが、風に逆らって進むのには力がいります。自然のリズムに乗る、というのはまさにこれと同じことです。心と体を季節の変化に合わせて整えることは、自然のエネルギーを取り入れそれを活用して毎日を楽しく、幸せに暮らすための知恵にほかなりません。

人生の追い風に乗っていく生き方ともいえるでしょう。

なんだか最近、恋も仕事もうまくいかない。

そんなふうに感じるとき、忙しさやストレスのせいで自然環境の変化にまったく気づけていない生活になっていませんか？

空を見上げることもなく、ただ時計に合わせた生活をするだけになっていませんか？

自然には一定の流れがあって、その流れに逆らうと不調に陥りやすくなります。

それは台風の中、風に逆らって歩きながら、なかなか前に進めないと嘆いているようなものです。

追い風に乗れば、いろいろなことが今よりもずっとうまくいきます。

ぜひ、自然の流れに上手に乗ってください。

あなたのバイオリズムを自然の流れに乗せてあげれば、心も体も自《おの》ずと整い、人生そのものがもっとうまくいくようになります。


ここでは四季折々の特徴をお伝えし、食べ物のもつ力を使って、自分自身を整える薬膳の知恵と暮らし方をご紹介します。

薬膳というとなんだか難しそう、手に入りにくい特殊な食材を使う必要があるのでは、などと思われるかもしれませんが、まったくそんなことはありません。スーパーでかんたんに手に入る食材を使って血流を整え、心と体のバランスをも整えていきましょう。

春はデトックスの一大チャンス！

春先に、調子が悪くなったことはないでしょうか？

春なのに、気持ちが落ち込む。
めまいや耳鳴りがする。
なんだかソワソワして落ち着かない。
ドキドキ動悸《どうき》がする。

実は、春は自律神経が乱れる季節です。

西洋医学でももっとも血液を蓄えている臓器は肝臓ですが、漢方でも「肝」は血を蓄えるとされています。そして、肝は全身の気の流れを整え、自律神経がきちんと働くように調整しています。

この肝が、春、弱ります。

血がたっぷりと肝に蓄えられていたらダメージが少ないのですが、血が不足しているひとはもともと肝が弱っているうえに季節的な弱りが重なり、ダブルパンチを受けたような状態になってしまうのです。

冬の間、寒さでよどみがちだった血流。それが暖かさで緩んで勢いよく流れることに、体がついていけなくなります。

これが、春の自律神経の乱れの原因となるのです。

「木の芽時」という言葉がありますが、昔から、春先には心の状態がおかしくなるひとが出るとされてきました。

実際に、ぼくの薬局では春先から一気に自律神経系の相談が増えます。友人の精神科医に尋ねると同じような傾向があるそうで、季節の変わり目に受診が増え、ゴールデンウィーク前後はベッド待ちになることもよくあるとのこと。

もともと心のトラブルをもたれているひとは、背景に貧血などの血流不足が隠れていることも少なくありません。それが、春先の季節的な肝の弱りと合わさって、表に出てきてしまうのです。

ただ、これは体を春という季節の状況にうまく合わせられなかった場合に起きることです。

本来、春がもつ力は「デトックス」。

新しいことに取り組んだり、何か始めたりするのにこんなにいい時期はありません。

体がギュッと閉じている冬モードから、寒さが緩んでぱっと開く春モードに変化するのですから。

生活の仕方としては、日が暮れたらゆっくりとリラックスする。少し寝るのが遅くなるのはかまいませんが、朝は早起きをすること。合わせて、緑の中をウォーキングすると、自然の芽吹きのエネルギーを受け取ることができます。

漢方ではエネルギーのことを「気」といいますが、春はこの気が体の内側から外に向かって発散されます。したがって、締めつけない、ゆったりとした服装をすると、このエネルギーの発散が邪魔されません。髪も束ねず、そのまま流したほうがいいとされるほどです。

自然と内側からエネルギーがわき出してくるので、それを邪魔しない。やる気を養って、それをそぎ取るようなことはしない。

のびのびと活動することが鍵《かぎ》を握ります。

春に食事で取り入れるといいのは、春先に出回る山菜です。

山菜など春の野菜には、強いアクや独特の苦味があります。これは他の季節の野菜にはない特徴です。苦味成分は植物性アルカロイドに由来するもので、新芽を虫や動物などに食べられにくくするためのものといわれています。

タラの芽、ふきのとう、ウド、セリなどの苦味には、体内にこもったよけいなものを解毒し、デトックスする効果があります。冬眠から覚めたクマはまずふきのとうなどの山菜を食べるといいますが、それもきっと苦味を利用して、冬眠中にたまった毒素を排泄《はいせつ》しようとしているのでしょう。

また苦味には、春の陽気で頭がふわふわしたり、イライラしたりするのを抑える効果もあります。自律神経が不安定にならないように助けてくれる働きも期待できます。

しじみ、牡蠣《かき》といった貝類もおすすめです。時期的には牡蠣は終わりの時期に近づきますが、貝類には肝を助ける働きがあり、春に弱った肝の回復を早めてくれます。

豊富に含まれる亜鉛は細胞の新陳代謝を促進し、肝臓の解毒作用をアップします。同時に、鉄分も多く含み、タンパク質も豊富なので、血流不足を解消する食材としても非常に適しているのです。

漢方では、春を「発陳《はっちん》」といいます。

陳は古いものを意味していますが、冬の間にたまったものを外に出し、新しい生命が発現し、広がるということを示しています。新陳代謝というのは、古いもの（陳）が新しいものに代わるということですが、まさに春はこの新陳代謝の季節。古いものをデトックスでき、どんどんと新しく生まれ変わっていきます。

心も体もいらないものを捨て、新しいことを始めるのに一年でもっとも適した時期、それが春です。

ホルモンバランスとしても、日照量の増加とともにやる気ホルモンや幸せホルモンが増え、前向きなエネルギーがあふれてきます。

この自然の流れを利用しない手はありません。

春という字は、もともと「萅」と書き、草冠、屯、日の三つの部分から構成されます。「屯」というのは、「一」と「屮」からなる字で、植物が地下に蓄えた養分を使って地上に芽を出そうとして伸び悩んでいる姿を示しています。

発展し、伸びようとすること。

そして同時に、障害にあい、悩み、それを乗り越えていくこと。

こんな意味が、春という字には含まれています。

春は発展し、伸びる時期ですが、同時に悩みやすい時期だということを文字どおり示しています。悩むこと、うまくいかないこと、それ自体は決して悪いことではありませんが、できるなら避けたいものでもあります。

血流不足や肝の力の弱りがあると、春に心のバランスを崩して、悩みがクローズアップされてしまいます。

誰にでもチャンスが来やすいように、自然の力がバックアップしてくれるせっかくの季節。春の特徴を上手に利用して、不調を避け、すてきなスタートを切りましょう。

冷え症は夏に治しなさい

暑くなってくると、冷えが気にならなくなるというひとは多いですよね。

そうすると、「ま、いっか」となるのが人情です。

しかし、**冷え症を治すには夏しかありません。**

冬には治らないのです。

漢方には「冬病夏治《とうびょうかじ》」という言葉があります。

これは、冬の病気は夏の間に治しましょう、ということを表しています。冷え症はもちろん、喘息《ぜんそく》、気管支炎、リウマチなどもそうですが、冬病というのは冷えや寒さによって悪化する病気のことです。

寒い時期、冷え症が出るころになると、体は自身を冷えから守り、温めることだけで手いっぱいになってしまいます。すると、体というものは冷え症を根本から「治す」ということがまったくできず、対症療法しかできなくなるのです。

いいかえると、体そのものに治療の余裕がないということです。

すると、「寒い、寒い」と言いながら一生懸命温めているのに、冷え症が改善しない、ということになってしまいます。

靴下の重ね履きをしたり、カイロを貼ったり、温かいお茶を飲んだり……。

一生懸命に冷え症を改善しようと冬に努力しますが、冷え症は温めてもよくなりません。もちろん、冷えているときに温めることはとても大切ですが、これはあくまで対症療法。根本的によくなっていないのでいつまでも温めつづけなくてはいけません。
　そんな冷えの連鎖を断ち切るには、夏こそがチャンスです。

　冷えの根本原因になっているのは、血流不足。血液には熱を運ぶという働きもあります。この血流が不足しているということは、熱が体に行き渡らず、冷えにつながってしまうということなのです。

血流不足は、夏の間に解消してしまいましょう。
それには、血を増やす食事をとるのです。

　一番のおすすめは参鶏湯《サムゲタン》。体が温まるので冬によく食べるイメージがありますが、韓国では夏場の暑さがもっとも厳しい時期を三伏《サンボッ》といい、そのころに参鶏湯を食べる習慣があります。食べる漢方薬といえるほど栄養価が高い参鶏湯で、夏場に滋養強壮をはかるためです。
　参鶏湯に使われる鶏肉、高麗人参《こうらいにんじん》、栗《くり》、もち米、なつめなどは、胃腸の力を高めて血を補う力が強く、血流不足のひとにとってはもっとも効果的な冷え症改善食といってよいでしょう。

とくに、鉄分やタンパク質が豊富な鶏肉はお肉の中でも血をつくる力が抜群に高く、かつ手に入りやすい、大変おすすめの食材です。家で頻繁に参鶏湯を作るのは難しいかもしれませんが、そんなときは、骨つきの鶏肉を使用したスープをいただきましょう。骨の部分は血をつくる力がとくに高いからです。

血をつくる食材として一年を通して積極的に食べるとよい鶏肉ですが、とくに夏にこそ温かい鶏のスープを活用し、血を増やし冷え症をよくしていきましょう。

一方、夏は循環をコントロールする「心」が弱るとされます。この心臓系が弱ってしまうと、せっかくの夏のエネルギーが台無しになってしまいます。

もっとも気をつけたいのは脱水症状です。血液中の水分が失われることで、脳梗塞や心筋梗塞が起こることがあります。暑さから心拍数が上がり心臓に負担がかかって、動悸や不整脈も起きやすくなります。西洋医学的にも、夏は、循環器系が弱る時期なのです。

そのため、漢方では昔から体の熱を取り、うるおいを補うことで循環器系をいたわることを大切にしてきました。

食材では、きゅうり、冬瓜《とうがん》、すいかといったウリ科をはじめとする旬の野菜や果物は水分をたっぷりと含み、体のほてりを冷ましてくれるので大変おすすめです。汗で失ったミネラルの補給源にもなります。

酢の物や梅干しといった酸味のある食べ物は、渇きを癒《いや》し、汗のかきすぎを改善する効果もあります。

そして盲点なのですが、血流不足の女性は、夏に絶不調になることが意外に多いのです。血流不足の場合、冷えが原因で冬にトラブルが増えそうなイメージがありますが、気温が高くなる梅雨ごろから、なんとなくだるい、やる気が出ない、調子が悪いという方が増えます。

残念ながら、夏バテだと思って栄養をつけてもよくなりません。なぜならこの不調は、血流不足が引き起こしているからです。血流不足を解消するのが先決です。

血流が不足気味だと、低血圧になりやすい傾向があります。血管を満たすだけの十分な血流がなく、一定の血圧を保てないからと考えるとわかりやすいでしょう。

気温が上がってくると、血管が広がり、血圧が下がります。ふだんから血流不足のひとは、その広がった分のスペースを埋めることができず、ますます血圧が下がってしまうのです。

さらに、繰り返しになりますが、血流とは単に血液の流れをさすのではありません。漢方では気と血はともにあると表現するのですが、気と血が一緒にあって血管をしっかりと満たすことで、「血流たっぷり」の状態が保たれています。

悪いことに、夏の暑さで汗をかくと、この気が汗と一緒に流れ出ていきます。すると、血も気も足りない状態に拍車がかかり、だるい、やる気が出ない、調子が悪いという絶不調状態に陥ってしまうのです。

ふだんから血流不足、低血圧のひとは、夏の意外な不調にくれぐれも注意してください。

対処法としては、先ほどご紹介したような、夏の旬の野菜でうるおいを補うと、血流を増やすことにつながります。参鶏湯や鶏肉スープで血の量を増やすことは根本的な低血圧の改善にもよいので、積極的に食べましょう。

とくに参鶏湯に使われている高麗人参は低血圧に対する治療効果もあり、漢方薬としても使われています。

この高麗人参つながりで、低血圧の方へのおすすめの漢方薬を一つご紹介しておきます。それは、高麗人参、五味子《ごみし》、麦門冬《ばくもんどう》という三つの生薬からできている漢方薬で、中国では注射薬にもなっているものです。

低血圧は西洋医学的には問題がないとされ、お薬などもないので治療できずに悩まれているひとも多いかと思いますが、ぜひ漢方や薬膳の力を活用してみてください。

漢方では、夏を「蕃秀《ばんしゅう》」といいます。蕃とは草木が生い茂ること、秀は花が咲き実り美しいことを意味しています。夏のエネルギーが全開になったイメージですが、ひとの体も同じで本来は力があふれる季節です。

ぜひ、食材の力で不調を防ぎ、自然のリズムに乗って、あなた自身のエネルギーも全開にして過ごしましょう。

秋は心も体も乾燥する

夏が過ぎて涼しくなってくると、急に便秘の相談が増えます。秋に弱る臓器は肺ですが、気温が下がって空気が乾燥してくると風邪をひきやすくなるところからも、わかりやすいでしょう。

一見便秘とは関係がなさそうですが、漢方での「肺」というのは、他の臓器とも深くかかわります。それが、皮膚と大腸です。

漢方では、肺とのかかわりから、大腸が乾燥しているととらえます。

秋の便秘は大腸の乾燥が原因なのです。

便秘対策に、漢方では「潤腸作用」といって、腸をうるおす働きのある生薬や薬膳を使います。食べ物では、はちみつ、黒ごま、松の実、くるみなどがおすすめです。

また、かつて忍者が飲んでいたといわれ、老化防止や不老長寿をもたらすとされる「静神丸《せいしんがん》」という薬膳処方があります。これは宋の時代の中国で書かれた書物にも出てくるのですが、意外なことに、スーパーでかんたんに手に入る食材で作ることができます。

【「静神丸ペースト」の作り方】

黒ごまのペーストとはちみつを七：三の割合で混ぜる。

たったこれだけで、手軽に「忍者の食事」ができてしまうから驚きです。食べない手はありません。

実際には、丸薬として長期保存できるようにして飲んでいたようですが、ペースト状のままのほうが食べやすく、おいしいのでおすすめです。

そのままスプーンですくって食べてもいいですし、パンなどにつけてもおいしくいただけます。

一点気をつけてほしいのは、黒ごまもはちみつも「本物」を買い求めるということです。黒ごまペーストは添加物などが入らず黒ごまだけで作られたものを、はちみつも純粋はちみつを使うのがポイントです。

この静神丸ペーストは、腸をうるおす黒ごまとはちみつを使っているので便秘対策によいのはもちろんですが、血を補う効果もあるので、血流不足のひとにはぴったりです。とくに婦人科系のトラブルや不妊で悩んでいる方には、秋にはもちろん、ぜひ一年を通してとっていただきたい養生食です。

また秋になると、物悲しい気持ちになってきます。晴れた日も多く、気候に恵まれる時期でもあるのですが、なんとなくわくわくするというよりは、しっとりと落ち着いた気持ちになります。

漢方では、秋を「容平《ようへい》」といいます。

すべてのものの形（容）が、収まる（平）ということが原意で、わかりやすくいうと「収穫」を意味します。そしてこれは、作物の収穫だけにとどまりません。

一年の始まりから今まで積み重ねてきたことやがんばってきたこと、あるいはチャレンジしたことなど、そういった物事を「収める」という意味にも通じますし、成長が止まり調整するという意味もあります。

秋は、自然界のすべてのものが熟して実り、安定してくる時期でもあります。

ひとの体は常に、自然の流れやリズムとシンクロしています。ひとの体も冬から春へ、春から夏へと外に向かってエネルギーが発散していたのに対し、この時期から内に向かいはじめます。秋は、無理をせず、外へ向かうというよりは、内に向かって内面を見つめる時期とされてきたのです。

実りの秋の次は、冬に向かいます。

今のように食事が保証されることもなく、暖房もなかった時代には、秋は厳しい冬に備える大切な時期だったのでしょう。

また、実際に人体の働きとしても、精神的に落ち着いてきます。

腸内細菌によって幸せホルモンであるセロトニンの原料がつくられますが、日光もこのセロトニンの量を左右し、気分に大きな影響を与えています。

睡眠ホルモンと呼ばれるメラトニンは、セロトニンを原料にしてつくられます。つまり、メラトニンがつくられるとその分セロトニンが減ってしまうのです。昼間はテンションが高いのに、夜になると気持ちが落ち着いてきたり、場合によっては沈んだりするのは、夜になるとメラトニンがつくられ、セロトニンが減ることも大きな原因です。

太陽の光をもとに、気持ちの変化が起こるのです。

そして、これと同じことが季節ごとの日照量の変化でも起こります。日の長い春夏よりも、日の短い秋冬のほうがセロトニンが減ります。すると、気持ちが落ち着き、ひとによっては落ち込んでしまうという現象が起こるのです。

「冬季うつ」という言葉を聞いたことがあるかもしれません。これは、季節的な原因で起こるうつのこと。この冬季うつには、メラトニンの変化が深く関係しています。

秋冬になると気持ちが落ち込み、うつっぽくなるのは、その方の生活の仕方が悪いからではありません。実は、季節的な変化を感じやすいひとほど、冬と夏でメラトニンの量に変化があることがわかっています。自然のリズムに同調しやすいひとともいえるのです。

しかし、自然にシンクロしやすいからといって、うつになると困りますよね。

予防のためには、やっぱり太陽の光が重要です。

ふだんから太陽の光をしっかり浴びる習慣をつけておくと、季節的なうつにはなりにくくなり、気持ちが落ち込むのを防ぐことができるのです。

西洋医学的なデータからも、季節的な変化で秋冬になると気持ちが下がることは明らかです。


秋になって気持ちが落ちてくるのは自然なこと。

あなたの忍耐力がないわけでも、根性がないわけでもありません。


自分を責める必要はまったくないのです。

そんなときは、自分に嘘《うそ》をついて無理をするのをやめましょう。

秋は乾燥の季節とされますが、こうしてみると心まで乾燥しているようにも思えてきます。漢方では季節ごとの感情も定められていますが、秋の感情は「悲しみ」とされているのも、自然と悲しくなったり、気持ちが下がったりすることを経験的に位置づけてきたからでしょう。


食材としては、気持ちを幸せにしてくれるセロトニンの原料である成分トリプトファンをとることが有効です。トリプトファンは肉類、魚介類に多く含まれていますが、そればかりになると腸内細菌が悪玉に傾いてしまいます。

そこでおすすめしたいのが、大豆を原料とするみそや納豆です。豆類はトリプトフアンが多いうえに、発酵食品という形でとると善玉菌をいっそう元気にすることができるからです。さらにみそは、血を補い、増やす食材としても超優秀で、更年期の不調にもおすすめです。

秋は心も体も乾燥して、不調や悲しみに陥ってしまいがちです。

自然のリズムに従って無理をしないこと。

そして食事で上手に心と体にうるおいを与えて、自分自身の実りの秋をつくっていきましょう。

生命力を高めるチャンスは冬にあり

冬になると気温が下がり、草は枯れ、冬眠する動物や虫も多く、地面も雪や氷に閉ざされます。

冬という漢字は、食物をぶら下げて貯蔵している様子を表しているといわれ、古代中国語の読みでは「蓄」の字に通じることから、収穫物を乾燥させ、貯蓄しておく季節であることを示しています。

漢方では、冬を「閉蔵《へいぞう》」といいます。

生活の面では、寒さを避けて温かくし、行動も控えめにして、あまり活動的にしないほうがよいとされます。それは、激しく動いて人体のエネルギーを消耗させないためです。

かつての人類にとって、冬を越すのは一苦労でした。また、秋のところでご紹介したように、太陽の光も少なくなるため、脳内の幸せホルモンも減ります。気持ちも下がりやすく、ひとによっては冬季うつになることもあるため、こういった養生法が編み出されてきたのでしょう。

規則正しい生活というと早寝早起きですが、冬の季節に合わせた生活法では、早寝遅起きがよいとされます。時計に合わせるのではなく、日の出とともに起き、日没とともに休むという自然に合わせる生活をしていた人間にとっては、とても自然なことだったのでしょう。

寒い時期に、目が覚めてからも布団からなかなか出られないというのは、当然といえば当然です。遅くまで寝ていることが体に合っている季節だからです。

四季のリズムや体の調子ではなく、社会のルールに合わせ、時間に縛られて行動している現代の生活からみると、なんだか深く考えさせられます。

ただ、こういうふうに書くと、冬にはひたすら耐え、大人しくしているべき、という印象をもちますが、実は、生命力を高める鍵は冬が握っているといっても過言ではありません。

植物が冬に力を蓄えることで春に芽吹き花を咲かせるように、人間も冬に生命力を蓄えることができるのです。

冬の臓器は「腎」。漢方では成長や生殖、若さを担当するとされる臓器です。

そのため、不妊といった婦人科系のトラブルを改善するためには、とくに冬の時期の過ごし方が大切だとされています。

子宝相談を多く受けるぼくは、このことを非常に強く実感しています。

十二月から春にかけての妊娠報告が、他の月に比べ、群を抜いて多いのです。ぼくの薬局では、ここ数年、年間二百人を超える方からの妊娠報告をいただいていますが、ある年など全体の四分の一が十二月に集中したこともありました。本来、妊娠数に月による差はないはずなのですが、ぼくの薬局では漢方を使って自然のリズムを取り入れようとされる方が多いため、こういった傾向が出ているのかもしれません。

生命力を高めるための食材は、色の黒いもの、ネバネバしたものです。

具体的には、黒豆、黒ごま、黒きくらげ、玄米、海苔《のり》などの海藻類、なまこ、なめこ、山芋などです。黒豆はイソフラボンが豊富なため、婦人科系トラブルを抱えられている方にはとくにおすすめしたい食品です。

さらに、腎というのは「鹹味《かんみ》」といって、塩辛い味を非常に好みます。海苔などの海藻類はミネラル分が多いため腎の力を高め、生命力アップや若返りの効果も期待できます。

また、冬に冷えると腎の力が低下してしまうため、温めることが非常に重要です。冷たい食べ物を避け、温かい食べ物を積極的にとるのはもちろん、生活面でも腹巻きや靴下、カイロなどを活用して冷えないように気をつけてください。

日本人の生活習慣に根づいている入浴は、まさにこの冷え対策にうってつけです。さら湯では温める効果がやや弱いので、入浴剤、とくにミネラル分が豊富なバスソルトなどを活用することが肝心です。もちろん、温泉に入ることができればいうことはありません。

冬に温めたり、しっかり食事に気をつけたりしないと、冬に生命力を蓄えることができず、春に不調が出てきます。

四季それぞれの養生はいずれも大切ですが、冬の不養生は生命力の低下に直結します。体を冷やさないように、くれぐれも気をつけてください。

季節の変わり目が気と血の流れの鍵だった

冬から春へ、春から夏へ、夏から秋へ、秋から冬へ。

それぞれの季節の変わり目に、心も体も不調になるのを感じたことがあるでしょう。

実は、これにもちゃんと仕組みがあります。

繰り返しになりますが、体の元気、やる気といったエネルギーを漢方では「気」といい、気は胃腸でつくられます。この胃腸にダメージが出ると、気をうまくつくることができず、不調に陥ります。胃腸は心身を支える血流の源であるため、その弱りは心と体に深刻な影響を及ぼします。

そして胃腸が弱りやすい時期が、季節の変わり目なのです。

春夏秋冬にはそれぞれ始まりがあります。それが「四立《しりゅう》」と呼ばれる立春（二月四日ごろ）、立夏（五月五日ごろ）、立秋（八月七日ごろ）、立冬（十一月七日ごろ）です。この四立の直前十八日間を「土用」といい、漢方では五つ目の季節として扱います。**土用の時期は季節の変わり目にあたり、胃腸が非常に弱りやすい時期とされているのです。**

たとえば新しい年度が始まってしばらくすると、出てきやすい五月病。

入学、就職、部署異動、転居……四月に始まった新しいことが一段落ついてゴールデンウィークが終わったころに出てくるものですが、一般的には、新しい環境になじもうとしてがんばったけれど、うまく適応できなくて出てくる症状とされます。もちろん病名として五月病というものがあるわけではなく、一般的にはうつ病や適応障害などの診断名がつくことが多くなります。

四月の間はなんとかふんばれたけれど、五月ごろに燃え尽きてしまい、張り詰めていた糸がぷつんと切れてしまうことで、それまでのがんばりが精神疲労としてどっと出てしまうのでしょう。

五月病にはリラックスや気分転換が大事といわれます。

この五月病、漢方的にみると、土用が鍵を握ります。

ただでさえ三月から始まった送別会、四月の歓迎会と続いてきて胃腸が疲れているところにゴールデンウィークのあたりに立夏前の土用が重なり、胃腸が弱りやすいという季節的な負荷がかかるのです。当然ながら胃腸のダメージは深刻になります。

五月病の症状として出てくるものには、不眠、疲労感、めまい、食欲不振、胃痛、やる気が出ない、動悸、息切れ、人間関係が億劫《おっくう》になる……などがありますが、これらはすべて気の不足から引き起こされる症状でもあります。

精神的な燃え尽きだけではなく、胃腸で気がつくられなくなってしまうというこの時期特有の状態も大きな原因になってしまうのです。

精神的な問題にフォーカスするだけでは解決しないため、同時に胃腸に気をつけることが欠かせません。

これは、立夏前の土用に限りません。すべての時期の季節の変わり目で同じように胃腸が弱り、気がつくられなくなることから、心や体の不調が引き起こされるのです。

漢方では、気の力で血流が動いているとされます。季節の変わり目の胃腸の不養生が体のエネルギーを弱らせ、血のめぐりにまでも悪影響を及ぼしているのです。

春夏秋冬それぞれに土用がありますが、なかでももっとも有名なのは夏の土用でしょう。暑さが厳しく夏バテしやすい時期でもあるため、昔から精のつくものを食べる習慣がありました。土用のうなぎ、土用餅、土用卵、土用しじみという言葉が現代でも残っています。うなぎは薬膳では、血を増やし、胃腸の働きを高めるとされています。まさに、土用にぴったりの食材なのです。

この土用は、単に季節の変わり目として片づけるわけにはいきません。漢方の大切な医学書『黄帝内経』に書いてあることをかんたんにまとめると、「脾（胃腸）は中央に位置する。四季に応じて内臓のリーダーとしての役割を担う。そして、各季節の終わりの十八日間が大切である」というような意味になります。

胃腸こそが内臓のリーダーであり、その力を発揮するためには、季節の変わり目に胃腸をいたわることが欠かせないのです。

漢方は昔から、春夏秋冬の四季、さらに季節の変わり目である土用と、自然の流れに沿って心と体を治す方法を体系的に整えてきました。

古くからの経験知の積み重ねの中で確立されてきた習慣には、現代の医学からみても理にかなっているものが多くあります。

ぜひ、漢方の四季の知恵を使って、血流を整え、心と体をすこやかにしていきましょう。

第十八章

食べることは、生きることである

食べることは、「自分のための一歩」を踏み出すこと

「十五時のおやつがやめられません。どうしても食べてしまいます」
こんな相談をMさんからされたことがあります。

夕食断食をしたほうがいい。
間食はやめたほうがいい。
朝ごはんは食べたほうがいい。
たばこは吸わないほうがいい。
コーヒーはたくさん飲まないほうがいい。

たしかに、それはそうなのですが、必ずしも「正しいこと」がそのひとにとっての正解とは限りません。

それよりも、「なぜ」十五時のおやつがやめられないかのほうが、はるかに大事なことです。

食べることは、人間にとって癒《いや》しでもあります。

動物は生きるために、「食べる」という行為を進化させてきました。脳だって腸から進化しています。

そして、人間は食べると幸せを感じるようにできているのです。

ストレスがあると、それを癒すために食べたくなる。

だから、必要以上に食べてしまいます。

あなたが卑しいわけでも、あなたの食い意地が張っているわけでもありません。

食べることがやめられないとき、そこには、やめられないだけの理由が必ずあります。そのことで自分を責めなくていいのです。

十五時のおやつがやめられないMさんは、自営業の方でした。

四六時中、仕事のことが頭から離れません。夫婦で仕事をされているので、食事のときも仕事の話ばかり。一人で食べる十五時のおやつの時間が、唯一の自分の時間。

ストレスでしんどいのをなんとかしたくて、無意識に甘いものを食べていたのです。

いってみれば、それは大切な癒しの時間。単純に間食はよくないからとやめてしまったら、ストレス解消の場を失って、よけいに状況が悪化しかねません。

ただおやつをやめることよりも、おやつを食べなくてはいけない状況を変えることのほうが重要なのです。日常がつらいものになっていて、それを食べることで癒しているなんて、悲しいことです。


問題は、おやつを食べることではありません。

おやつを食べざるをえない状況こそが、本当の問題なのです。

それって、自分を全然大切にできていないことだと思いませんか？


おやつをやめなくたっていいのです。

自分を大切にすれば、自然とおやつはやめられます。

心で感じているつらさを癒そうとして、「食べたい！」「もっと食べたい！」となっている状況が変わってきます。

本当に必要なときだけ、必要なものを食べたくなります。

もちろん、ただ食べているだけでは何も変わりません。

しっかりと自分を見つめる必要があります。


それは、きちんと休みをとることかもしれません。

早起きして、自分の時間をつくることかもしれません。

音楽を聴くことかもしれません。

やりたくないことに対して「いやだ」と言うことかもしれません。


求めている答えはひとそれぞれ違いますが、しっかりと本当の根っこを見つめる。

それが、自分を大切にするということです。

一般に「正しい」ことが、あなたにとって正しいとは限りません。「正しい」に迫られて、無理をすると逆効果になってしまいます。

そうMさんにお伝えしたとき、彼女はこう答えられました。

「今まで会社のこと、家族のことばかりを優先してきました。自分が幸せになることを考えます」

食べることは、「自分のための一歩」に気づくためのものなのです。

本当に食べたいものを食べれば、罪悪感はなくなる

仕事中にイライラしてスナック菓子を食べた。

家に帰ってきて、どか食いした。

ついつい、チョコレートを一箱あけてしまった。


ちょっと考えてみてください。

それは、あなたが本当に食べたいものでしたか？

繰り返しになりますが、食べることとは、自分を癒そうとしている行為です。

食べることで、脳は幸せホルモンを出します。いやなことやストレスで受けた傷を、食べることで癒そうとしているのです。

食べたあとに罪悪感を抱いているのは、それだけあなたがつらい時間を過ごしているということです。


つい無理をしてしまう。

いやなことを言われても顔では笑っている。

自分ががんばらないといけないと、ひとのために自分を犠牲にする。


やさしいひとほど、自分を大切にすることを忘れてしまっています。

でも、自分を犠牲にすることのつらさを、自分自身は心の奥で感じています。

どうしてわたしだけが……と、心のどこかで苦しんでいる。

そのつらさを、「食べる」という手段で癒そうとしているのです。

もう、そんなことはやめてください。

「夕食断食なんてできない」と言うひとが、ゆっくり過ごした休日は、不思議と夕食を食べなくても平気だということが少なくありません。ふだんの仕事や生活で自分に無理をさせているから、平日は癒すために食べることがやめられないだけなのです。

ストレスを癒すためだけに食べていると、自分の体が必要としないものを食べたくなります。

そして、体が必要としている以上に食べたくなります。

自分を癒そうと食べることで、逆に自分自身を傷つけてしまっている。

心の癒しを求めることで、食が乱れ、糖分や脂肪分が過剰になり、体を傷つけてしまっている。

体の不調が生まれ、ますます心の状態を悪化させることにつながります。


また、自分が食べたいものがわからなくなるひともいます。

心がマヒしてしまって体の声に耳をふさいでしまい、体が必要とするものが聞こえない。食べることは、生きることの根本なのに、それがわからなくなっています。

欲しくないのに、ごはんの時間だからといって、食べる。

食べないといけないから、食べる。

体が必要としていない、欲しがっていないものを無理に食べているから、食べることで癒されるはずの心も癒されなくなっています。

食べ物を体が受けつけずに体重が増えないというひとも少なくありません。

食べたことに罪悪感を抱くのも、食べたいものがわからなくなるのも、自分を大切にしなさいというサインなのです。


自分の本当にしたいことがわかりますか？

自分の好きなことがみえていますか？


したいこと、好きなことをしたあとに、心の底から喜びや楽しい気持ちがわき上がってくれれば大丈夫なのですが、そうでなければ、あなたはもしかすると自分自身をごまかしているのかもしれません。

人間にとって、食べることは、生きるという生存欲求に直結していることです。

このもっとも根本的なことがわからなくなったり、みえなくなったりしてしまうと、それよりも上位の幸せや、人生の喜びまでもがわからなくなります。

食べることに罪悪感がある。自分の食べたいものがわからない。これは、命の根っこにかかわるほどに、自分に無理をさせてしまっている状態なのです。
そのことに、気づいてください。
もう、自分を痛めつけるのをやめてください。

いやなことをやめて、食べたいものを食べなさい

食べることに罪悪感を抱いたり、食べたいものがわからなくなったりした自分に気づけたら、本当の自分を見つけるための新しいスタートを切れるチャンス。
まず、いやなことをやめましょう。

いつも何かを頼まれて困っているのなら、勇気を出して断ってみる。
他のひとに悪いからとがんばっているのなら、がんばるのをやめてみる。
どうせ無理だからと言葉を飲み込んでいるのなら、飲み込まずに伝えてみる。

仕事をやめるとか、上司に反論するとか、離婚するとか、大きなことをする必要はありません。

小さなこと。

小さな、小さなことでいいのです。

まずは、小さなことから始めてみてください。

すると不思議。気持ちが楽になるだけではなくて、食べ方が変わってきます。今まで食べたいものも変わります。

この本に書いてある、血流のために食べたらいいもの、おすすめの食べ方を無理せずに取り入れられるようにもなります。そして、自然と体によい食事をしたくなってきます。

がまんしていたことが減ると、食べることで自分を癒す必要もなくなります。

食べたいものを食べていても、罪悪感も生じなければ、肥満に悩むこともだんだんとなくなっていきます。

すると、好循環が生まれます。

体の状態がよくなってくるので、心の状態もよくなってくる。

人生全体がどんどんと上向きになっていくのです。

初めは小さなことしかやめられなくても、どんどん大きなことがやめられるようになる。あるいは、いやだと思っていた仕事が好きな仕事に変わっていったり、愛されていないと思っていたパートナーの愛情に気づけたり……。

とても不思議なのですが、食事へのかかわり方が変わると、人生も大きく変わっていきます。


誰しも、本当は何をどれだけ食べたらいいか知っています。

タンパク質が必要であればお肉が、塩分が必要であればしょっぱいものが食べたくなるように、食べたいものを体は知っています。

体が食べたいものを食べれば、太ることもなければ、生活習慣病のように食事で病気になることもありません。

病気になったらいやだから。

健康でないといけないから。

そんな義務感や恐怖にかられて健康法を実践していると、逆に病気や恐怖の対象を引き寄せてしまいがちです。

自分に無理をさせて、合わない健康法をする必要はありません。

体にいいからと食べたくないものを食べる必要もありません。

いやなことをなくしていって、ストレスを減らしていくと、自分の食べたいものと、自分の体によいものが、自然と一致していきます。

それが、本当の意味での健康法です。

あなたはただ、自分に無理をさせていただけなのです。

ぜひ、自分を大切にすることに気づいてください。

心は体とともにある

ぼくらには心があります。

楽しんだり、喜んだり、怒ったり、悲しんだり。心でいろんなことを感じます。

では、心はどこにあるのでしょう？

昔のひとは、ドキドキする心臓に心があると考えたり、腑《ふ》に落ちる、腹が据わるという言葉があるように、おなかにあるのだと考えたりしました。

科学が発展してくると、脳が心の動きに大きな役割を果たしていることがわかってきましたが、同時にどうやら「脳＝心」ではないこともわかってきました。

現代の科学でも、心がどこにあるのかはわかりません。

でも、ぷかぷか空中に浮いているわけではなくて、体とともにあるものです。


では、生物はいつから心をもったのでしょう？

生物の進化をさかのぼってみましょう。

犬や猫には心がありそうですよね。

では、ねずみは？

トカゲは？

カエルは？

メダカは？

もっと小さな生物、アメンボ、ミジンコは？

あるいは、アメーバは？

細菌はどうでしょう？


わかりません。

しかし、あらゆる生物は本能をもっています。「生きたい」「子孫を残したい」というのはもっとも根源的な本能で、すべての生物にみられます。

本能だからこそ、ひとは自分の生死が問われるとき、子どもを望んだのに授かれないとき、理屈ではなく苦しみます。そんなひとに対する、「なぜ、生きたいのか？」「なぜ、赤ちゃんが欲しいのか？」という質問を、ぼくは愚問だとすら思います。

生きたいと思うことと、赤ちゃんが欲しいと思うことに、理由なんていらない。だって、生物としての本能に根ざした、とても自然な感情なのですから。

複雑になった現代の科学では、本能とは何かという定義が難しくなっていますが、生物はこの二つの本能をもち進化してきました。人間とまったく同じ「心」を、細胞一つの生物がもっているとは思えませんが、同じ本能をもっているのです。

一番根っこにあるこの二つの本能は、心の原点ともいえます。

四十億年前に誕生した生命も、最初は一つの細胞でした。その細胞一つの生き物も、「生きたい」「子孫を残したい」という原動力をもっていました。

その細胞が生きていくためにまず必要なこと。それは栄養をとることです。

「生きること＝食べること」だったのです。

そして、一つの細胞でいるよりも、複数の細胞が集まったほうがより生き残りやすかったので、生物はいくつもの細胞が集まって一緒に生きるように進化しました。

一つひとつの細胞が協力しあうことができるようになって初めて、細胞がかたまって暮らすことができるようになります。

たくさんの細胞が生きていくためには、エサを取らなくてはいけません。もっとエサを食べられるように、運動の仕組みや、感覚、そしてそれらの情報をお互いに伝える仕組みが発達していきます。

食べるために生物は進化していきました。そして、内臓は腸しかなく、食べて消化して、その栄養を全身の細胞に届ける腔腸動物《こうちょうどうぶつ》が出現します。

「生きること＝食べること」を象徴する姿をしていました。

その腔腸動物が、今地球に生きているあらゆる動物のもととなりました。すべての臓器は腸から進化し、脳も腸から始まっています。

だからこそ、脳が腸と深いかかわりをもち、心が食べることに大きく影響されるのは当然なのです。

動物の始まりは、「食べること」なのですから。

食べ方を変えると、血流も、心も体もすべて変わる

ひとにはいつから心があるのでしょう？

おぎゃあと産まれたとき？

脳ができたとき？

心臓が動いたとき？

着床したとき？

精子と卵子が出会って受精したとき？


これもわかりません。

でも、受精卵としての一つの細胞にも、本能が備わっています。

最初のたった一個の細胞が分裂して増えて、今、ぼくたちの体は数十兆個の細胞からできています。

最初は細胞一つから始まり、そこには人間の原点があります。

そんな細胞が数十兆も集まって、人間という一つの存在をつくり上げています。

腕も大切な自分。

足も大切な自分。

心臓も、腸も、脳も、すべてが集まって大切な自分という存在です。

自分自身が、一個の細胞になったつもりで考えてみてください。

栄養が届かなかったら、やる気が出ないと思いませんか？

酸素が足りなかったら、息が苦しくて不安になりませんか？

血流が来なかったら、早く来いよとイライラしませんか？


それとまったく同じです。

進化を考えても、命の誕生を考えても、もともと細胞一つから始まった人間です。

一つひとつの細胞が元気でいられるようにしてあげれば、当然、やる気も出るし、不安も解決するし、穏やかな気持ちでいられるようになります。

それが体からの声です。


心と体は常にともにあります。

体の調子が悪ければ、心の調子も悪くなる。

体が元気であふれていれば、心も前向きに進んでいける。

とてもシンプルな関係です。

本来、体は心を支えてくれるものです。

一つひとつの細胞が元気に安心して暮らせるように、血流は全身の細胞に必要な酸素や栄養を届けています。

全身の細胞のうち、二十兆個が血液の細胞ともいわれていますが、全身の細胞に元気でいてもらうことが大事だからこそ、そして血流の役割がそれほどまでに重要だからこそ、こんなに多くの細胞が血流の仕事をしているのです。

そして、その大切な血流の源は、胃腸です。

だからこそ、食べ方を変えれば、体が変わるのはもちろん、心も変わっていきます。

食べることが「幸せに生きたい」という人間の本能に根ざしたものであるからこそ、食は人生を豊かにすることに直結しているのです。

ぜひ食べ方を見つめてみてください。そして、血流をたっぷりきれいに整えてください。

それがあなたの人生を変える大きな力になることを、ぼくは願っています。

おわりに

印刷が終わったばかりのぼくの一作目『血流がすべて解決する』（サンマーク出版）を手にしたとき、「この本は、ぼくが一人でつくったものじゃないんだな」。

そう思いました。

サンマーク出版の担当編集者である黒川可奈子さんをはじめとする出版関係の方のご協力はもちろんですが、これまでぼくを支えてくれた家族やスタッフ、友人たち、ご縁のあった方々、何よりもたくさんの経験や喜びをぼくに与えてくれた、相談に来てくださったみなさんのおかげで、この本が書けたんだと感じました。

読みながら、一人ひとりの顔が浮かんできて、ぼくが触れてきた、その方たちの気持ちが思い出されて、なんだか涙が出ました。

そんな『血流がすべて解決する』は、ぼく自身の予想をはるかに上回り、二十万部を超えるベストセラーとなりました。増刷の知らせが届き部数がぐんぐんと伸びていく中、「風」を感じていました。

もう、完全に自力じゃなくて追い風に押してもらっているような感覚です。どこかふわふわしたような感覚があって、とても不思議だったのです。

出版にあたっては、全国各地で出版記念講演会をさせていただきました。すると、参加された方がフェイスブックやブログなどで、ぼくと写った写真やレポートをアップしてくださいました。

そんな中、熊本の方から一通のメッセージが届きました。

「熊本在住のTと申します。フェイスブックで今日偶然、堀江先生が著書を出版されたと知りました。ご出版おめでとうございます。実は、私六年前に子宝漢方で先生にお世話になりました！　先生のおかげで体質改善し、生まれた息子も五歳です。そしてその後、自然妊娠した三歳の娘もおります。その節は、ていねいにカウンセリングしていただき、ありがとうございました。偶然に活躍のご様子を知り、うれしくなってメッセージさせていただいちゃいました。これからのご活躍も陰ながら応援しております」

フェイスブックの彼女のページを開くと、そこには二人のお子さんをはじめ、ご家族の写真がありました。

何年も前に、ぼくのところに相談に来てくれたひとが、そんなふうに喜んでくれていることに驚きました。そして、一つの妊娠ということが、お母さんだけでなく、家族やまわりにも幸せを広げていることをひしひしと感じました。

なんとなく追い風のようなものを感じたのは、Tさんのようなひとが全国にいてくれたからかもしれない。みんなが喜んでくれているその気持ちが、風を起こしてくれたのかもしれない。これまでいただいた、たくさんのご縁が心からありがたい。

そんなふうに思ったのです。

ぼくの薬局では、さまざまな相談をこれまでに五万件以上受けています。最近では、不妊のご相談を受けることがほとんどです。

そんな中、妊娠報告も千名を超えました。まとめてしまうと数字の塊になってしまいますが、それでもそこには一人ひとりの方の物語があります。

ぼくの仕事の基本は、やはりお一人おひとりとの漢方相談です。みんなそれぞれに喜びや悲しみがあって、ストーリーがあります。

本を書いているときには、よく相談者の方の顔が浮かびます。

だからこそ、これからもお一人おひとりを大切にしたいなぁと思うのです。


初めての本を出版してもっとも変わったこと。それは、ご縁の広がりが今までとは段違いに大きくなったことです。お問い合わせやカウンセリングの希望をたくさんいただき、以前のようにお受けすることができなくなってしまいました。そのことはとても残念で、申し訳ない気持ちもあります。

ただ、やはりご縁の広がりが大きくなったことはとてもありがたい。

本を通じて、漢方や薬膳茶を通じて、講演やセミナーを通じて、これまでには考えられなかった人数の方とのご縁をいただける。

そして、女性の健康の要である血流をきれいにたっぷりにする方法が、その方の役に立ち、幸せへとつながっていく。そのことがとてもうれしいのです。

縁結びの神様である出雲大社のおひざ元で生まれ育ち、そこでお仕事をさせていただいているからこそ、よけいに感じます。

ご縁って本当に、すばらしい。

そしてまた、今回こうして本を手に取っていただいたことも、一つのご縁です。

ご縁をいただいた方にとって、この本が日々の「食」の役に立ち、さらに心身の健康と幸せにつながることを願って、結びとしたいと思います。

著者

❖主要参考文献（順不同）

『あなたの体は9割が細菌　微生物の生態系が崩れはじめた』アランナ・コリン著　矢野真千子訳　河出書房新社
『細胞が自分を食べる　オートファジーの謎』水島昇著　PHP研究所
『腸を鍛える　腸内細菌と腸内フローラ』光岡知足著　祥伝社
『からだの中の外界　腸のふしぎ　最大の免疫器官にして第二のゲノム格納庫』上野川修一著　講談社
『腸科学　健康な人生を支える細菌の育て方』ジャスティン・ソネンバーグ　エリカ・ソネンバーグ著　鍛原多惠子訳　早川書房
「腸の力」であなたは変わる　一生病気にならない、脳と体が強くなる食事法』デイビッド・パールマター　クリスティン・ロバーグ著　白澤卓二訳　三笠書房
『失われてゆく、我々の内なる細菌』マーティン・J・ブレイザー著　山本太郎訳　みすず書房
『オートファジー　生命をささえる細胞の自己分解システム』水島昇　吉森保編　化学同人
『マイクロバイオームの世界　あなたの中と表面と周りにいる何兆もの微生物たち』ロブ・デサール　スーザン・L.パーキンズ著　パトリシア・J.ウィン本文イラスト　斉藤隆央訳　紀伊國屋書店
『やせる！若返る！病気を防ぐ！腸内フローラ10の真実』NHKスペシャル取材班著　主婦と生活社
『食物繊維　基礎と応用』日本食物繊維学会監修　日本食物繊維学会編集委員会編集　第一出版
『ウンコミュニケーションBOOK　ウンチは人格だ！』辨野義己著　ぱる出版
『生命形態学序説　根原形象とメタモルフォーゼ』三木成夫著　うぶすな書院
『人体　5億年の記憶　解剖学者・三木成夫の世界』布施英利著　海鳴社

『図解・内臓の進化　形と機能に刻まれた激動の歴史』岩堀修明著　講談社
『図解・感覚器の進化　原始動物からヒトへ水中から陸上へ』岩堀修明著　講談社
『みえる生命誕生　受胎・妊娠・出産』池ノ上克　前原澄子監訳　南江堂
『シリーズ21世紀の動物科学7　神経系の多様性　その起源と進化』社団法人日本動物学会監修　阿形清和　小泉修共編　培風館
『性の進化論　女性のオルガスムは、なぜ霊長類にだけ発達したか？』クリストファー・ライアン　カシルダ・ジェタ著　山本規雄訳　作品社
『ヒューマン　なぜヒトは人間になれたのか』NHKスペシャル取材班著　角川書店
『情報考古シリーズ2　狩猟採集から農耕社会へ　先史時代ワールドモデルの構築』原俊彦著　勉誠出版
『だしの神秘』伏木亨著　朝日新聞出版
『美味礼讃（上）』ブリア-サヴァラン著　関根秀雄　戸部松実訳　岩波書店
『メディカルハーブ事典』レベッカ・ジョンソン　スティーブン・フォスター　ティエラオナ・ロウ・ドッグ　デビッド・キーファー著　日本メディカルハーブ協会監修　日経ナショナルジオグラフィック社
『不妊治療　食事と生活改善』豊田一著　東方出版
『東洋医学考根論　小腸は、からだの根っこである。』田中保郎著　長崎文献社
『黄帝内経素問訳注　東洋医学の原典』家本誠一著　医道の日本社
『中医学の基礎　日中共同編集』平馬直樹　兵頭明　路京華　劉公望監修　東洋学術出版社
『中医薬大学全国共通教材　全訳　中医婦人科学』田久和義隆翻訳　羅元愷主編　曽敬光副主編　夏桂成　徐志華　毛美蓉編委　張玉珍協編　たにぐち書店
『血流がすべて解決する』堀江昭佳著　サンマーク出版

堀江昭佳（ほりえ・あきよし）

漢方薬剤師／不妊カウンセラー／有限会社堀江薬局代表／一般社団法人日本漢方薬膳協会　代表理事

1974年生まれ、出雲市出身。出雲大社参道で90年以上続く老舗漢方薬局の4代目。薬学部を卒業後、薬剤師となったのち対症療法中心の西洋医学とは違う、東洋医学・漢方の根本療法に魅力を感じ、方向転換する。本場中国の漢方医から学ぶ中、不妊に悩む友人の相談を受けたところ、漢方で妊娠したことに感動し、婦人科系の分野、なかでも不妊症を専門とするようになる。

体の不調の解消だけではなく、本人の抱えている常識や執着といった束縛からの「心の解放」を終着点としている唯一の漢方薬剤師。

血流を中心にすえた西洋医学、漢方医学、心理学の3つの視点からの総合的なアプローチは評判を呼び、自身の薬局で扱ってきた不妊、うつ、ダイエット、自律神経失調症など心と体の悩みは5万件を超える。地元島根はもとより全国、海外からも相談があり1か月先まで予約がいっぱいの状態が続いている。

不妊相談では9割が病院での不妊治療がうまくいかず、来局されるケースであるものの、2009年以降に寄せられた妊娠報告は、累計1000名を超える。

また、日本漢方薬膳協会の代表理事にも就任し、広く漢方薬膳の知識を広め、より多くの女性に幸せと笑顔を届けるために奮闘中。

血流を改善して病気を遠ざける方法について書いた『血流がすべて解決する』（サンマーク出版）は20万部を超えるベストセラーとなった。

・堀江昭佳オフィシャルサイト　http://www.funin-kanpo.com
・一般社団法人日本漢方薬膳協会　http://kanpo-yakuzen.org

血流がすべて整う食べ方

2017年12月25日　初版印刷
2018年 1 月15日　初版発行

著　者　堀江昭佳
発行人　植木宣隆
発行所　株式会社 サンマーク出版
　　　　東京都新宿区高田馬場2-16-11
　　　　(電)03-5272-3166
印刷・製本　中央精版印刷株式会社

ISBN978-4-7631-3675-6　C0036
ホームページ　http://www.sunmark.co.jp